认知障碍

全面管理锦囊

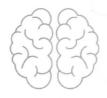

郭起浩　　张曙映

／主编／

上海科学技术出版社

图书在版编目（CIP）数据

认知障碍全面管理锦囊 / 郭起浩，张曙映主编. --
上海 ：上海科学技术出版社，2023.1
ISBN 978-7-5478-5815-8

Ⅰ．①认… Ⅱ．①郭… ②张… Ⅲ．①认知障碍—诊
疗 Ⅳ．①R749.1

中国版本图书馆CIP数据核字(2022)第165994号

认知障碍全面管理锦囊

郭起浩　　张曙映　主编

上海世纪出版(集团)有限公司
上海科学技术出版社 出版、发行
(上海市闵行区号景路 159 弄 A 座 9F－10F)
邮政编码 201101　　www.sstp.cn
常熟高专印刷有限公司印刷
开本 787×1092　1/16　印张 15.75
字数：280 千字
2023 年 1 月第 1 版　2023 年 1 月第 1 次印刷
ISBN 978－7－5478－5815－8/R·2573
定价：88.00 元

本书如有缺页、错装或坏损等严重质量问题，请向工厂联系调换

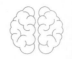

　　本书共 6 个专题,涵盖认知障碍的基本知识、药物治疗及常见问题、家庭照护和非药物治疗及常见问题,以及常用认知障碍自评量表,慢性应激、照护自我管理和慢病自我管理等。本书内容通俗易懂、图文并茂、客观中肯、实用性强,有助于减轻照护负担,提高患者与照护者的生活质量。

　　本书适合认知障碍患者与照护者,以及从事认知障碍及相关疾病诊疗的神经内科、老年医学科、精神医学科、中医科、康复科临床医护人员与研究者阅读。

编委会名单

—— 主编

郭起浩　张曙映

—— 编委（以姓氏汉语拼音为序）

崔　亮 上海交通大学附属第六人民医院

郭起浩 上海交通大学附属第六人民医院

黄　琳 上海交通大学附属第六人民医院

潘锋丰 上海交通大学附属第六人民医院

齐佳宁 同济大学医学院

祁雯雯 上海交通大学医学院附属精神卫生中心

任安然 上海交通大学附属第六人民医院

荣晓珊 同济大学附属养老康复医院（上海市阳光康复中心）

苏　杭 上海交通大学附属第六人民医院

孙晓飞 同济大学附属皮肤病医院

王　薇 同济大学医学院

王　莹 上海交通大学附属第六人民医院

吴　帆 云南省第一人民医院

张曙映 同济大学医学院

赵延欣 同济大学附属第十人民医院

—— 插画师

贺　飞 同济大学建筑与城市规划学院

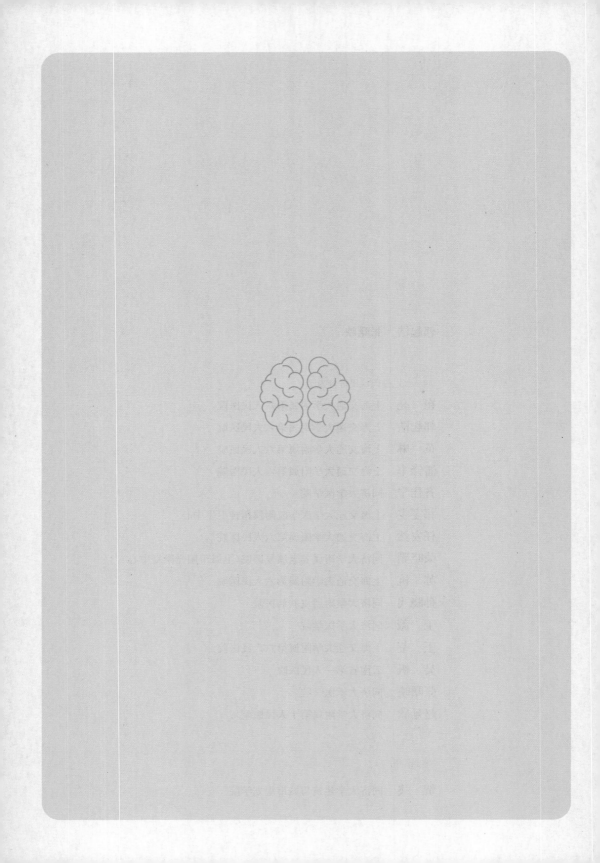

作为认知障碍(民间俗称"认知症"或"痴呆")的临床医护人员,想写这样一本科普书很久了。但每到动笔之时,都会踌躇不定。首先,是认知障碍的复杂性、长期性,"复杂"到一天不看文献就觉得落伍,"长期"到几十年,几乎患者下半辈子时时刻刻要防治;其次,要考虑公众的接受度,不仅要通俗易懂、妙趣横生,而且要避免产生歧视与偏见,例如,把"痴呆"这个名称改为中性的"认知障碍",把"老年性痴呆"改为"阿尔茨海默病"。常言道,名不正则言不顺,相比于高血压、糖尿病这样"名正言顺"的疾病,"认知障碍"从一开始就有争议,有称"失智症"的,有称"脑退化症"的,还有称"认知症"的,名称各种各样、五花八门。全国科学技术名词审定委员会从其涵盖范围、临床特征、病理本质角度考虑,最终确定"认知障碍"这一名称。

　　即使困难重重,我们也要编写。因为几乎每次在认知障碍门诊、每次"世界阿尔茨海默病日"的医患互动场合,都会有家属提出需要这样一本书,希望内容涵盖如何照护患者、如何预防或延缓病情发展、如何提高照护者生活质量……从最初的健忘苗头到终末期照护,从生活方式矫正到新药开发,条分缕析,包罗万象。尽管离"照护的百科全书、延年益寿的指南"的目标尚远,但本书就像一张非药物治疗的"专家处方",有了这样的书,就可以纲举目张、事半功倍。

　　本书有以下特点。

　　首先是新颖性。本书作者都是长期从事认知障碍临床诊疗与研究的医务人员,收集临床遇到的各种问题与应对技巧,借鉴国际的先进经验与研究成果进行汇总分析,从临床中来,到临床中去。本书还比较系统地介绍了认知障碍的新药临床试验相关问题。目前对大部分认知障碍患者采取的措施是对症处理，治标又治本的新药正不断研发，如火如荼、方兴未艾。近几年国际上有几百种新药进入临床试验，家属常常会遇到医师询问其是否愿意参加新药临床试验，如果有了一些相关知识，不至于误解、害怕。

其次是实用性。本书有许多实用的照护技巧、缓解照护者压力的方法。兼顾认知障碍患者照护与患者自身健康管理两方面，繁简得当地归纳了应对这两方面任务所需的共性知识。书中附上许多实用的量表，患者家属或知情者可以对照量表内容进行评估，便于全面深入地了解患者病情。如果连续进行（如每月评估一次），量表可以作为干预效果的评估手段。认知障碍领域的保健品琳琅满目、良莠不齐，有些产品故弄玄虚、夸大其词，患者家属也可以通过连续评估，客观地认识其功用。在介绍认知障碍干预效果的时候，我们尽可能根据实证研究的资料，提供正反两方面的知识，结合国内外的专家共识，不夸大、不缩小，把握好分寸。

再次是趣味性。作者都有长期的认知障碍及其照护管理的研究和临床经验，日常考虑更多的是学术性与创新性，而本书的读者对象是普通大众，甚至是记忆功能明显下降的老年人，如何做到图文并茂、引人入胜，颇费脑筋。感谢丹青妙手，希望目前呈现的方式，能够达到预期效果。

感谢所有作者付出的辛劳与汗水，感谢同道和读者朋友，你们的反馈与支持是我们编写本书的动力源泉。最后，我们要感谢上海科学技术出版社的策划与鼓励。

笔者在繁忙的临床工作之余编写本书，加之对照护工作的认识水平总有欠缺，不足之处在所难免，敬请广大读者与同仁不吝赐教。

郭起浩　张曙映

2022 年 6 月

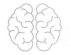

目 录

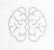

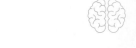

认知障碍的基本知识

1.1　认知障碍的定义和患病率

认知障碍(民间俗称"认知症"或痴呆,dementia)是一种以获得性认知功能缺损为核心,并导致患者日常生活、社会交往和工作能力明显减退的综合征。依据世界卫生组织(World Health Organization,WHO)发布的《国际疾病诊断分类》第 10 版(ICD-10),认知障碍是"一种脑部疾病综合征,病程常呈慢性或进展性,以两个或多个认知领域(如记忆、执行功能、注意力、语言、社会认知和判断、精神运动速度、视觉感知或视空间能力)受损为特征,没有意识障碍。情绪控制能力、社会行为或动机的减退常与认知功能损害相伴随,偶尔早于认知功能损害"。认知障碍包括多种类型,阿尔茨海默病(Alzheimer's disease,AD)是导致认知障碍最常见的原因,占所有认知障碍类型的 50%~70%。血管性认知障碍(vascular dementia,VaD)所占比例仅次于 AD,为 15%~20%,常与 AD 共同出现形成混合性认知障碍(mixed dementia)。路易体认知障碍(dementia with Lewy body,DLB)、额颞叶变性(frontotemporal dementia,FTD)和帕金森病认知障碍(Parkinson disease with dementia,PDD)是除 AD 外常见的神经系统退行性认知障碍类型,分别占认知障碍患者的 5%~10%、5%~10% 和 3.6%。此外,还有由正常压力性脑积水(normal pressure hydrocephalus)及其他疾病如感染、肿瘤等引起的较为少见的认知障碍类型。

WHO 报告显示,2015 年全球约有 5 000 万认知障碍患者,每年新增病例1 000 万,其中 5%~8% 为 60 岁及以上老年人。预计到 2050 年,认知障碍患者总数将增加 3 倍,达到 1.52 亿人。全球约 60% 的认知障碍患者都居住在中低收入国家,认知障碍人数增长速度也以中低收入国家更快。我国的人口老龄化问题不断加重,截至 2017 年年底,60 岁及以上老年人口高达 2.41 亿,占总人口的17.3%。我国的认知障碍患者约占全世界认知障碍患者人数的 25%,患者总数于 2015 年已居世界第一。一项纳入来自中国 31 个省份、共 32 552 名受访者的横断面流行病学调查发现,我国 65 岁以上人群的认知障碍患病率为 5.6％；另一项纳入 96 个观察性研究的荟萃分析结果显示,我国 60 岁以上人群的认知障碍患病率为 5.3％。认知障碍是导致老年人失能及依赖的首要原因。研究数据显示,认知障碍所致残疾人数占全球因非传染性疾病致残人数的 11.9％,给患者及其家庭和社会带来巨大负担。2015 年全球认知障碍花费约占全球生产总值的 1.1％,2018 年全球认知障碍花费达 1 万亿美元,到 2030 年该数值将增至 2 万亿美元。认知障碍对我国社会经济造成的影响同样严峻。调查研究发现,2015 年我国认知障碍相关花费(包括直接花费与间接花费)占国内生产总值 1.47％,高于全球 1.09％的比例,每位患者的照护花费为 19 144 美元/年。预计到 2030 年,我国认知障碍的相关花费将达到 5 074.9 亿美元。因此,认知障碍这一全球重要的公共卫生问题已成为我国社会发展中面临的巨大挑战。

看 图 问 答

什么是认知障碍 ？

认知障碍是一种以获得性认知功能缺损为核心,并导致患者日常生活、社会交往和工作能力明显减退的综合征。

随着老龄人口的快速增长,预计到2050年,中国的认知障碍患者将超过2 000万,成为患者绝对数量最多的国家,因此认知障碍已经成为我们社会常见的问题。

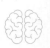

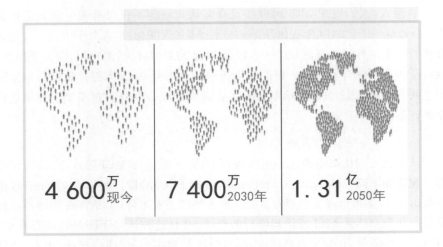

图片摘自Medical illustration [or image] courtesy of Alzheimer's Disease Research, a Bright Focus Foundation program. http://www.brightfocus.org/alzheimers/，并已获作者同意。

（赵延欣）

1.2　认知障碍常见病前状态

所谓病前状态，就是还没有发展到可以作出临床诊断的状态，往往是一些症状的"苗头""蛛丝马迹"。因为认知障碍的病理改变有几十年时间，所以，发现这些病前状态并给予精准检查证实为临床前认知障碍，实为早诊、早治、早防的关键。

值得注意的是，这些病前状态与认知障碍之间并没有一条泾渭分明的分界线，从病理上看是一个连续谱。如果单纯从临床表现进行严重度等级分割，不同医师之间的判断是有明显差异的，所以，完善的判断必须结合各层面的生物标志物，如血液指标与影像学指标。

1.2.1　轻度认知损害

轻度认知损害（mild cognitive impairment，MCI）一词是 1982 年由 Reisberg 等在编制认知功能障碍分级量表时首次使用的，他们将认知功能和社会职业功能有轻度损害，但日常生活无明显影响的老年人归为 MCI。Petersen 等于 1999 年首先提出的 MCI 临床诊断标准，包括有记忆减退的主诉、有记忆减退的客观证据、总体认知功能未受影响、日常活动能力正常和非认知障碍五个方面。随着研究的深入,人们发现 MCI 可以涉及众多认知域而不仅仅有或一定有记忆损害。Jak/Bondi 于 2014 年提出新的实证性 MCI 诊断标准,采用评估语言、记忆和执行功能的神经心理测验进一步区分 MCI 的亚型,包括遗忘型、语言受损型、执行受损型及混合型 MCI。目前较为统一的观点是 MCI 为正常衰老与认知障碍之间的过渡状态,其临床诊断有赖于客观的神经心理测验对多个认知域进行全面评估。

1.2.2　主观认知下降

认知正常到认知障碍这一连续病程中,除了要经历 MCI 阶段,之前还可能有主观认知下降(subjective cognitive decline,SCD)阶段。2014 年,Jessen 教授等提出 SCD 是指患者主观感觉自身认知水平较前有下降,但是客观的神经心理学检查却没有达到 MCI 或认知障碍的程度,并且这种认知下降是持续存在的,与急性事件无关,并非焦虑抑郁或其他神经、精神疾病、代谢性疾病、中毒、药物滥用、感染及系统性疾病等导致的。如果能够在 SCD 阶段正确识别认知障碍前期患者,对于认知障碍的早期防治意义重大。

1.2.3　轻度行为损害

除了认知症状,精神行为症状也可见于认知障碍的早期或尚未出现时,即轻度行为损害(mild behavioral impairment,MBI)。2008 年,Taragano 等建议使用 MBI 这一概念来指代以精神、行为症状为主,而没有严重认知症状的一种综合征。MBI 旨在描述那些需要引起注意,可能与认知损害或认知障碍相关,晚发、持续的神经、精神症状,提示出现认知损害及认知障碍的风险增加。MBI 的症状可以分为轻、中、重度,并主要可归为动机缺乏、情绪不稳定、冲动控制障碍、社交不适切、感知或思维异常共五个方面。根据定义,MBI 患者尚不能诊断认知障碍且已除外精神疾病的诊断。

（黄琳　郭起浩）

1.3　认知障碍的认知损害和常见症状

认知障碍对患者的影响主要包括认知功能损害、精神行为症状(behavioral and psychological symptoms of dementia,BPSD),以及日常生活活动能力下降三方面。随着病情的发展,患者的认知功能和自理能力不断衰退,出现吞咽功能障碍、大小便失禁、营养不良等并发问题,日常生活完全依赖他人照护。认知损害作为认知障碍的首要损害,通常存在于多个认知领域,可涉及记忆、学习、定向、理解、判断、计算、语言、视空间功能、分析及解决问题的能力。常见的认知损害体现在以下方面。

（1）近记忆障碍

患者对记忆的损害表现为特征性缓慢发作和进行性记忆丧失，尤其是在新知识的学习方面，具体表现为忘记约定、支付账单或服药，重复提问为最显著的表现。患者常常忘记刚才放置物品的位置，整天找东西。

（2）远期记忆障碍（伴失认）

患者表现为忘记熟悉的朋友或老同事，甚至（失认）认不出自己的子女、老伴，认不出自己的面容。

（3）语义记忆障碍

患者通常表现为说不出常用东西的名称，如手表、钢笔等。在与他人的语言和沟通交流方面，AD患者往往不能使用确切的语言表达自身意思，并且难以理解他人的回应等。

（4）失用症

患者通常表现为不会刷牙、不会系鞋带等。

（5）执行功能障碍

执行功能障碍是指患者计划和执行复杂任务能力的丧失，表现为患者不能独立完成购物和准备饭菜或招待客人等任务。

（6）视空间障碍

视空间障碍表现为患者拿起衣服不能判断是上衣还是裤子，如将裤腿当成上衣的袖子。

（7）计算功能障碍

计算功能障碍表现为患者买菜或购物不知道应该付多少钱，应该找回多少钱。

（8）书写障碍

书写障碍表现为患者写错别字，或难以写出常用汉字，只能用图形代替；或不能画出简单的时钟。

以最常见的AD为例，在轻度认知损害阶段，患者已经出现典型的记忆和学习能力损害，但日常生活并未受到影响。随着大脑病变持续加重，患者的视觉构造、知觉运动和语言能力也逐渐受到影响，患者进入AD所致的认知障碍阶段。研究显示，65岁以上的患者从诊断为AD到去世平均历时10年左右，部分患者伴随认知障碍状态生存长达20年之久。由于认知功能的损害和精神行为症状，

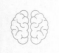

AD患者的日常生活能力受到影响,表现为社交、工作和自理能力的下降。在疾病初期,大多数患者仍可以独立完成工作、驾车等,但在生活方面可能需要他人的协助来确保一些独立活动的安全性。随着疾病进展,患者的自理能力下降,表现为较为复杂的日常生活活动能力,即工具性日常生活活动能力存在困难,可表现为不能完成支付账单、购物和搭乘公交等,同时出现躯体性日常生活活动能力的下降,如不能完成洗澡、穿衣和进食等。在认知障碍晚期,患者已经不能自理二便、不认识家庭成员,日常生活需要依赖他人照护,生活质量受到严重影响。由于患者大脑中与身体基本功能相关的神经元被破坏,个体的行走和吞咽功能受到影响,终末期的认知障碍患者只能卧床接受全天候的照护。最终,有超过一半的认知障碍患者死于呼吸系统疾病,如感染性肺炎。

 一图读懂

认知损害可涉及记忆、学习、定向、理解、判断、计算、语言、视空间功能、分析及解决问题的能力。

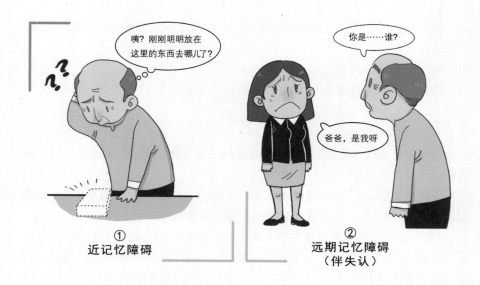

① 近记忆障碍

② 远期记忆障碍（伴失认）

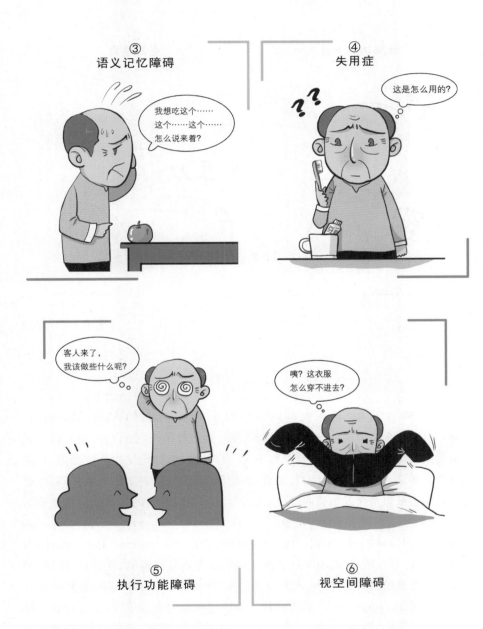

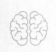

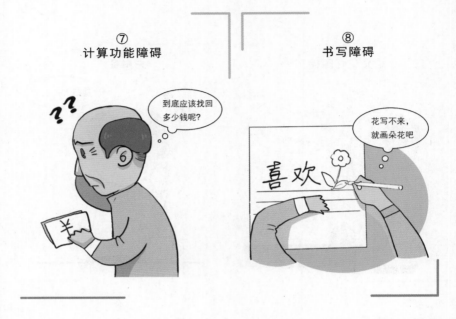

⑦
计算功能障碍

到底应该找回多少钱呢？

⑧
书写障碍

花写不来，就画朵花吧

喜欢

（黄琳　郭起浩）

1.4　认知障碍的行为精神症状

1901 年 11 月初，德国医师阿洛伊斯·阿尔茨海默（Alois Alzheimer）（1864—1915）在精神病院收治了一位 51 岁女性患者，这位女性的一般身体检查显示健康状况良好，但是她却有一些不太一样的症状，如记忆力严重减退，在家门口也会迷路，经常忘记事情，言语混乱，情绪起伏不定，对丈夫有嫉妒观念，有时又自觉会被谋杀而发出尖叫，这些在当时看来不能理解的症状如今被统称为认知障碍的行为精神症状，英文简称 BPSD，即 behavioral and psychological symptoms of dementia。根据国际老年精神病学会（International Psychogeriatric Association，IPA）的定义，BPSD 是指认知障碍患者常出现的，在感觉、思维、情绪或行为方面的障碍表现，可分为行为症状（behavioral symptoms）和精神症状（psychological symptoms）。行为症状可以通过观察患者后确定，主要包括身体攻击、尖叫、不安、激越、徘徊、不当行为、脱抑制行为、囤积、诅咒和跟踪；精神症状包括焦虑、抑郁情绪、幻觉和妄想等，这些症状主要是在对患者及其家属访谈的基础上进行评估。

1.4.1　BPSD 的主要症状

（1）情感淡漠

淡漠常见于疾病的早期并且贯穿于疾病发展全程，具体表现为患者对周围发生的事件丧失兴趣。对引起正常人极大愉快或悲伤的事情无动于衷。具体可以表现为：①对日常活动甚至梳洗等基本个人照料缺乏兴趣；②社交活动减少；③面部表情贫乏；④语调变化减少；⑤情感反应减弱；⑥缺乏动机。

（2）视幻觉

最常见的视幻觉表现为患者看到房间里有陌生人，或者看到窗外有人在和他讲话。有 12%～49% 的患者会发生幻觉症状，其中视幻觉最为常见（可高达 30%），中度患者较轻度和重度患者更为常见，在路易体认知障碍患者中可高达 80%。

（3）妄想

妄想在疾病的中重度阶段更为常见，患者可出现妄想所致的行为改变。患者可存在对周围人行为的假想，妄想的具体内容可以包括：①感觉邻居要害他、偷他的东西；②自己的房屋不是自己的家（也可以归为错认）；③怀疑老伴与邻居、保姆或其他异性有关系；④配偶（或其他照护者）是冒充的；⑤担心自己被遗弃。

（4）错认

最常见的错认表现为患者认为有外人在他们家里，除此之外，常见的错认表现还有：①患者认定周围的人不是原来的人；②患者对自己在镜中的影像讲话就如同对另外一个人一样；③患者错认电视中的人并难以意识到他们其实并不在房间里。

（5）激越症状

激越症状是病程中常见和持续出现的一组症状，随病情发展加重，包括身体的非攻击性行为和言语的非攻击性行为，如来回踱步、重复性行为、静坐不能、不配合照护等。身体的非攻击性行为包括：①重复动作；②翻找东西；③藏东西；④不当的穿衣、脱衣。言语的非攻击性行为包括：①不断提要求以引起他人注意；②言语跋扈；③投诉和抱怨；④重复问问题；⑤疑病。

（6）焦虑和抑郁情绪

焦虑和抑郁情绪是认知障碍早期常见的情感障碍。焦虑表现为担心家人走开，或坐立不安，患者可以表现为一天上上下下十几、二十几次楼梯；而出现抑郁情绪的患者会表现为觉得自己活着没意思、流眼泪等。焦虑的具体症状包括：

①反复询问即将发生的事件；②害怕单独在家；③坐立不安；④怕黑；⑤不敢一个人洗澡。抑郁的具体表现可包括：①存在广泛性的抑郁心境和快感缺失；②处于自我贬低状态并表达出想死的念头；③在发病前有抑郁症的家族史或个人史。

（7）睡眠障碍

患者可以表现为睡眠节律紊乱，具体体现是患者白天呼呼大睡，而半夜会起床清醒，出门乱跑。

（8）进食障碍

患者的进食障碍体现在进食没有节制，暴饮暴食，患者在吃饱后会持续进食，不知饥饱，在两餐间隙也在不停地进食。

（9）异常行为

患者的行为障碍可以表现为一些不适宜的行为，如捡拾垃圾、藏喝过的牛奶盒。徘徊症是常见的、较为严重的行为症状，患者会毫无目的地出门游荡，这可能与患者定向力变差或迷路有关。具体表现包括：①漫无目的地散步；②外出寻找；③反复尝试离开家；④迷路；⑤无聊和焦虑，这可能是徘徊行为的基础；⑥患者还可表现为对日常活动甚至梳洗等基本个人照料缺乏兴趣。

（10）攻击行为

攻击行为属于激越症状的一种，患者可以表现出具有攻击性的语言和行为，有骂人、打人的行为等。

（11）失禁

认知障碍患者可能出现大小便失禁的情况，患者往往只出现其中一种，失禁的原因有很多种，有些失禁可以治愈，具体的原因需要医师进行检查和评估。

（12）脱抑制行为

脱抑制行为是指个人行为的内部约束机制被解除的状态。可由使用精神活性物质导致，这一效应受文化、个人期望和环境的明显影响。在精神药理学中，脱抑制是指对神经元或神经回路抑制性影响的消除，而不是对神经元或神经回路的直接刺激。患者可以有以下表现：①对欲望、冲动缺乏控制，自知力和判断力很差，尤其表现在道德方面，如偷窃行为；②行为冲动、不恰当；③注意力易分散；④情绪不稳定；⑤社交活动不能保持以前的水平。

一图读懂

　　患者在病程某一阶段常伴有精神、行为和人格异常。患者的行为精神症状造成患者和家人的痛苦，不利于患者的病程，也增加了家人的照护负担。

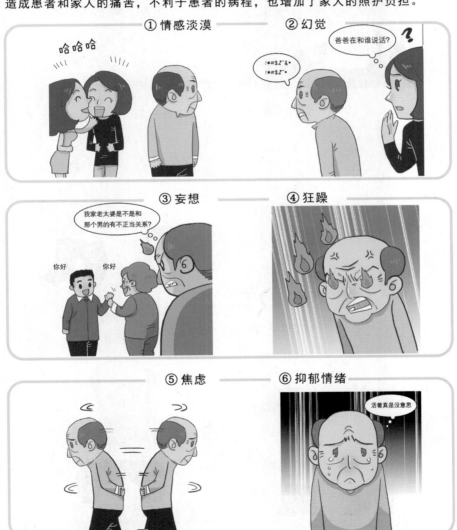

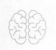

⑦ 睡眠障碍 — ⑧ 进食障碍

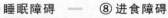

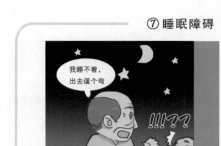

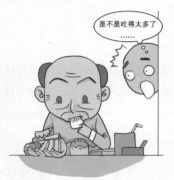

⑨ 行为障碍 — ⑩ 攻击行为

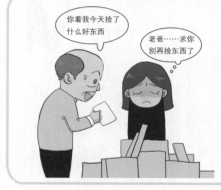

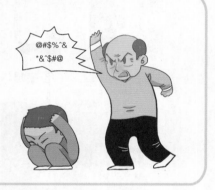

⑪ 徘徊症 — ⑫ 失禁

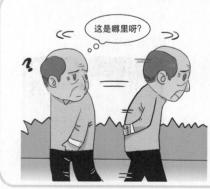

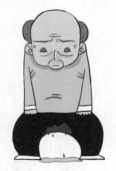

1.4.2　BPSD 随病情进展的变化

病情处于不同阶段的患者的 BPSD 表现是不一样的,各类症状的发生率也是不一样的,越到后来,表现越是混杂,也就是说,患者既有情绪问题,也有精神方面的问题。这是由于患者的 BPSD 受很多因素的影响,有心理方面的因素,也有生活环境当中的因素。在症状出现的初期,家属和朋友可能还未察觉患者的记忆问题,但患者可能已经感受到了,这导致患者不敢出门,担心自己闹笑话,所以会存在社交畏缩。在丹麦和芬兰等地,老年人在得到诊断之后,自杀倾向较高。所以在治疗的早期,患者可能会表现为很退缩,有时会出现情绪的爆发,情绪不稳定。在这种情况下,患者很可能被误诊为抑郁症治疗。

随着疾病进展到中期及患者认知功能下降,患者脑组织的神经元开始萎缩、坏死,会引起其大脑神经递质的紊乱,所以会有一些精神方面的症状,比如出现焦虑症状、昼夜节律紊乱、妄想、幻觉、易激惹等症状。这些行为精神症状和情绪的症状会混在一起,所以中期是 BPSD 最复杂、最难控制的一个阶段,也是家属最头疼、最破坏家庭生态环境的一个阶段。

随着病情进展到后期,患者会存在一些幻觉的症状,这与大脑病理改变导致更广泛的神经递质失调有关。此外,还可能出现一些与家属之间的沟通问题,患者的表达能力越来越差,听不懂家属的话,也不能准确表达自己的意思,所以在患者遇到不开心的事情时,十分容易发脾气。在这种情况下也会出现打人等攻击性行为。所以越到后期,患者的行为越倾向于具有攻击性。在进展到终末期时,患者会发展为淡漠、植物化的状态。

由于认知障碍的出现往往很隐匿,不是一开始能发现的,在得到诊断的 10 多年之前,患者的大脑内已经出现病理改变。在确诊前几年,患者可仅仅表现为情绪问题或睡眠问题。在门诊确诊时,往往是认知障碍的症状已经比较明显了,而不仅仅是情绪方面的问题。总之,BPSD 是一个症状、治疗、管理都非常复杂的症状,对家庭造成的困扰也十分巨大。

(张曙映　苏杭)

1.5　认知障碍的危险因素与预防

诸多因素与认知障碍关系密切,各因素之间相互交叉、互为因果。这些因素大致可分为可修正因素和不可修正因素。发现并控制可修正的危险因素,对预防疾病的发生、延缓其进展及改善认知障碍的预后具有重大意义。

1.5.1 不可修正因素

（1）年龄与性别

年龄是认知障碍最大的危险因素，大多数散发性认知障碍患者都是在 65 岁以后起病。认知障碍的发病率和患病率随着年龄增长而升高。在 60 岁以后，认知障碍的发病率每 10 年会增高 1 倍。性别也是认知障碍发病的一个重要危险因素。男性比女性的认知症患病率低 19%～29%，造成这种差别的一个可能原因是女性的寿命比男性更长，而在高龄人群中认知障碍的发病率更高。

（2）遗传因素

在最常见的认知障碍类型阿尔茨海默病中，发生风险中约有 70% 可归因于遗传学。早发性阿尔茨海默病通常是由淀粉样前体蛋白（amyloid precursor protein，*APP*）、早老素 1（presenilin-1，*PSEN1*）和早老素 2（presenilin-2，*PSEN2*）基因突变引起的，携带有 *APP* 或 *PSEN1* 基因突变的人群 100% 会发展为阿尔茨海默病，而携带有 *PSEN2* 基因突变的人群，其发展为阿尔茨海默病的概率为 95%。晚发性阿尔茨海默病主要与载脂蛋白 E（apolipoprotein E，*APOE*）基因多态性有关。*APOE* 基因有 *ε2*、*ε3* 和 *ε4* 三种不同的等位基因，*ε4* 等位基因是晚发性阿尔茨海默病的主要危险因素。*APOEε4* 杂合子携带者罹患认知障碍的风险约是正常人的 3.2 倍，而 *APOEε4* 纯合子携带者罹患阿尔茨海默病的风险是正常人的 8～12 倍。同时携带 *APOEε4* 等位基因者与未携带者相比，其从轻度认知障碍向阿尔茨海默病的转化速度也明显加快。除了 *APOE* 基因，基因组关联分析研究还发现了其他多个与阿尔茨海默病发病相关的风险基因，包括髓样细胞触发受体 2（triggering receptor expressed on myeloid cells 2，*TREM2*）、分拣蛋白受体相关基因 1（sortilin-related receptor 1，*SORL1*）、血清簇集蛋白（clusterin，*CLU*，也称载脂蛋白 J，*APOJ*）等。

（3）家族史

并非所有的认知障碍患者都有家族史，然而如果一个个体的一级亲属（包括父母、兄弟姐妹）中有人罹患认知障碍，其最终发展为认知障碍的风险会增加 10%～30%。如果一个家庭中有 2 名或 2 名以上的同胞（即兄弟姐妹）罹患认知障碍，其家庭成员发展为认知障碍的风险是普通人群的 3 倍。认知障碍的这种家族聚集性可能是遗传因素与环境因素共同作用的结果。

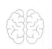

（4）疾病因素

1）心脑血管疾病。不同类型的脑血管疾病,包括脑出血、脑梗死、脑小血管病等,均会增加认知障碍的患病风险。心血管疾病也是认知障碍发生、发展的主要危险因素。一方面,心血管疾病常常伴随许多血管性危险因素,如高血压、高血脂等,这些都是认知障碍发病的危险因素;另一方面,心血管疾病本身,包括心房颤动、心力衰竭、动脉硬化性心脏病等也是认知障碍发病的危险因素。

2）血压异常。高血压能够导致患认知障碍的风险增加,尤其是在中年期的高血压,会对以后的认知能力产生负面影响。但随着年龄增长,血压增高对认知障碍发病风险的作用逐渐减少,甚至发生反转,老年期低血压成为认知障碍发病的危险因素。

3）血脂异常。中年期总胆固醇或低密度胆固醇的增高会增加认知障碍的发病风险,而老年期血脂水平与认知障碍发病风险的关系尚缺乏一致性结论。

4）2型糖尿病。2型糖尿病会导致认知障碍的发病风险增加将近1倍,这种相关性多来自中年期血糖水平升高,老年期血糖水平与认知障碍发病风险的相关性仍不明确。

5）体质量。体质量与认知障碍发病风险之间的关系在不同的年龄段有所不同。中年期（50岁左右）的肥胖（主要是指腹型肥胖）会导致认知障碍的发病风险增加59%。而老年期体质量过低则与此后5～6年认知障碍发病风险的增高相关,这种体质量减轻可能反映了认知功能减退对患者身体状况的影响。

6）脑外伤。脑外伤史,特别是伴随意识丧失超过30分钟以上的严重脑外伤史,能够增加认知障碍的发病风险。在有脑外伤史的患者中,男性比女性的发病风险更高。

7）睡眠障碍。睡眠障碍与认知障碍具有双向关系:睡眠障碍在认知障碍的早期阶段出现,并随着认知障碍的发作而恶化。同样,睡眠障碍会导致认知障碍的风险增加。

（5）精神因素

40%～50%的认知障碍患者都会伴随有抑郁情绪,成人早期抑郁症是晚年认知障碍发展的危险因素。焦虑、谵妄与认知障碍和认知障碍风险增加有关。慢性心理社会压力和应激也被认为是认知障碍的危险因素。

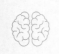

（6）其他因素

除了上述危险因素，人们还研究了其他因素对认知障碍发病风险的影响，比如感染可以增加认知障碍的发病风险。许多金属可能与认知障碍的发病也有关，铝、锌、汞、铜、锰、镉和镁暴露都被认为是认知障碍的危险因素。此外，其他人口统计学因素也有影响，比如婚姻状况、社会交往状况、社会经济地位等。丧偶与全因认知障碍的风险之间存在关联。与已婚或同居的人相比，丧偶的人罹患认知障碍的风险增加，并且这种效应在 *APOEe4* 等位基因携带者中更为明显。社会经济地位对认知障碍发病的影响常常与教育水平、血管性危险因素等交织在一起，所以目前尚无法证实确定社会经济地位是不是认知障碍发病的独立危险因素。

1.5.2　可修正因素

预防胜于治疗，所有疾病皆是如此。因此，学者们不断对可修正的认知障碍危险因素进行探索。研究发现，在上述危险因素中，可修正的潜在危险因素分布在患者生命历程的各个阶段，包括早年教育程度低、中年听力受损、肥胖、高血压、晚年抑郁症、糖尿病、缺乏锻炼、吸烟、社交孤立。在认知障碍的危险因素中，可修正潜在危险因素占 35％的比重。

（1）早年受教育程度

脑力活动的缺乏增加认知障碍的发病风险，增加脑力活动可以通过增加认知储备来减低认知障碍的发病风险。早年的低教育水平如小学学历或文盲，会增加认知障碍的发病风险，而受教育水平高则具有保护作用。研究显示，早年受教育程度低（如小学学历或文盲）的群体患认知障碍的风险是教育程度较高群体的 1.59 倍。这种保护作用的机制可能归于认知储备的增高。低下的教育水平往往意味着较低的认知储备，这使得大脑在病理情况下的维持功能较低，从而导致个体认知能力下降。但目前仍然缺少关于中学毕业后的受教育程度对认知功能是否具有保护作用的证据。

（2）中年听力受损

听力受损在 55 岁以上人群中的发生率约为 32％。在以往的研究中，研究者并未对失聪的影响进行计算，也没有将失聪作为一个可预防因素进行管理。近年来，国外有学者提出，失聪可能是认知障碍危险因素之一。在中年听力受损的群体中，听力受损与患认知障碍的风险存在中度关联。进入晚年，听力受损对认知障碍的风险仍持续增加。队列研究结果也显示，在认知完整但听力受损的人群中，即使轻微的听力损失也会有认知能力下降的

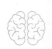

风险及发生认知障碍的长期风险。在三项荟萃分析中发现,听力受损作为认知下降的危险因素,其相关性高于其他独立的危险因素。听力受损影响认知下降的机制尚不清楚,佩戴助听器等矫正手段是否能预防或延缓认知障碍的发病也尚不明确。听力丧失可能会通过增加大脑的认知负荷,导致大脑发生变化,或导致患者的社会脱离和抑郁,所有这些都可能导致认知能力加速下降。年龄增长和微血管病变同样也会增加认知障碍和周围性听力损失的风险。

（3）吸烟

吸烟能够增加 AD 的发病风险,特别是在携带 *APOEe4* 等位基因的人群中。大量饮酒本身就会导致酒精性认知障碍,而中年期的大量饮酒会将 AD 的发病风险增加 3 倍,这在携带 *APOEe4* 等位基因的人群中更为明显。另外,少量至中等量的饮酒则表现出对 AD 发病的保护作用。研究显示,吸烟者比不吸烟者患认知障碍的风险更高,但该研究也存在一定的不确定性,如吸烟者更有可能在认知障碍发病前因吸烟而死亡。据不完全估计,全世界有 35% 不吸烟成年人和40% 的儿童暴露于二手烟中。相关研究发现,在控制了其他混杂因素后,在55～64 岁的女性中,二手烟暴露与其记忆衰退存在显著关联,且该风险会随着暴露时间的延长而增加。

（4）饮酒

相当多的研究证实了酗酒与大脑改变、认知障碍和认知障碍发病的相关性。一项纳入 45 项研究的系统评价显示,饮酒者患认知障碍的风险明显高于不饮酒者,而每周饮用少于 21U 的酒精（1 U 酒精 = 10 mL 或 8 g 纯酒精）可能会降低患认知障碍的风险。但该研究未分析在这一相关性上是否有性别差异。法国的一项为期 5 年共纳入了 3 100 多万住院患者的队列研究发现,酒精依赖或过度使用与认知障碍风险增加有关,且这一相关性不存在性别差异;在早发性认知障碍（年龄小于 65 岁）中,认知障碍与酒精使用障碍的相关性尤其明显,56.6% 的早发性认知障碍患者有酒精使用障碍的病史。另一项纳入45 项研究的系统评价显示,不饮酒的研究对象患认知障碍的风险比饮酒者更低。该研究并未独立计算饮酒对男性和女性的影响。进一步的亚组分析显示,每周饮用少于 21 U 酒精可能会降低患认知障碍的风险。此外,英国一项对 13 342 名年龄在 40～73 岁的志愿者进行的为期 5 年的研究发现,每周饮酒超过 12 个单位的志愿者完成知觉匹配任务的反应时间明显长于饮酒少的志愿者。

（5）体育锻炼

积极的活动锻炼可降低 28％ 的认知障碍发病风险，即便是低强度的活动锻炼也显示出对认知功能减退的保护作用。一项纳入 1～21 年的队列研究的荟萃分析发现，体育锻炼有助于预防阿尔茨海默病。研究发现了不同运动强度与延缓认知下降的关系。一项历时 25 年、纳入 28 916 名研究对象的队列研究发现，中年时期每周至少一次中等强度到剧烈的活动锻炼与认知障碍发生风险下降显著相关。瑞典的一项为期 44 年、纳入平均年龄 50 岁的 191 名女性的研究发现，32％ 的低水平运动强度者、25％ 的中等运动强度者和 5％ 的高运动强度者最终患上了认知障碍。

由于性别、社会阶层和文化环境的差异，个体选择的体育活动模式也各不相同，因此，有关体育锻炼与认知障碍发病风险间的关系较为复杂。例如，缺乏活动锻炼增加认知障碍的发病风险，而中年期规律的活动锻炼可降低认知障碍的发病风险。一项纳入平均年龄 45.5 岁的 404 840 名参与者、平均随访时间 14.9 年、共计 19 项观察性研究的荟萃分析结果显示，在认知障碍发病前 10～15 年，除心脏代谢疾病共病的患者外，运动对这些参与者认知障碍发病风险的影响无显著差异；一旦确诊认知障碍，这些不运动的参与者可能会因认知障碍的前驱表现而停止锻炼，且认知功能下降在心血管疾病患者中更为显著。因此，不运动与认知障碍可能互为因果，因此，即使是在确诊认知障碍后，患者也需要坚持体育锻炼。

（6）社交活动

社交活动是公认的预防认知障碍的因素。一些研究表明，社会接触较少会增加 AD 的发病风险，老年期的独居和社交活动减少会使 AD 的发病风险增加 2 倍。社交活动可能通过增加体力活动和脑力活动，改善情绪等多种机制降低认知障碍的发病风险。英国的一项对 10 308 人进行的 28 年队列研究结果显示，中年后期（60 岁）经历较频繁的社会接触与认知障碍风险的降低存在一定的相关性。一项对纳入历时 10 年及以上研究的荟萃分析结果也显示，虽然个体的孤独感与认知障碍风险无关，但良好的社会参与对认知功能具有一定的保护作用。

（7）婚姻状况

婚姻状况也是反映人们社会参与的重要因素。大多数人在结婚时年纪较轻，因此已婚者一般较单身者经历更多的人际交往活动。一项纳入了全世界 812 047 位参与者的系统回顾和荟萃分析发现，在不同的社会文化背景下，终生单身或丧偶人士患认知障碍的风险均显著高于已婚人士，且这种差异不受性别因素、教育水平和身体健康因素的影响。一项对 51 项历时 2～21 年的队列研究的系统评价与荟萃分析共纳入 102 035 名基线年龄在 50 岁及以上参与者,分析了社交状态与认知功能相关性,结果发现,参与者的社会接触越高,近期的认知功能就越好,且这一相关性不受性别和随访时间的影响。日本一项对 13 984 名 65 岁以上的成年人进行的平均 10 年的随访研究分别从婚姻状况、与家庭成员相互支持、与朋友接触、参与社区团体、从事有偿工作五个方面评价社会接触情况。该研究发现,社会接触程度越高,认知障碍患病风险越低,且社会接触程度最高的人患认知障碍的可能性要比社会接触程度最低的人低 46%。

（8）饮食

饮食与认知障碍发病风险之间的关系一直受到人们的关注,但有关微量营养素在认知障碍中的作用仍存在争议。近年来,人们较为关注饮食结构,如地中海饮食（高摄入蔬菜、豆类、水果、坚果、谷类和橄榄油,低摄入饱和脂质和肉类）或类似的北欧饮食对延缓认知能力下降和认知障碍发生的关系。研究表明,摄入过多的饱和脂肪酸会增加认知障碍的发病风险,而地中海饮食能够降低认知障碍的发病风险。一项针对年龄在 58～99 岁人群的队列研究结果显示,绿叶蔬菜摄入量高于平均值 30% 的人在 4.7 年内认知能力下降的程度显著低于摄入量最低的人,两者间认知功能的差异相当于前者比后者年轻 11 岁。但另一项荟萃分析发现,地中海饮食对轻度认知障碍或认知症的发病率并无影响,对整体认知的改善作用也有限。世界卫生组织的指南中建议人们可以采用地中海饮食以减少认知功能下降或患认知障碍的风险,毕竟这种饮食方式还是有益无害的。

目前,关于补充单一营养素的结论是,对认知障碍患者是否需要额外补充 B 族维生素和维生素 E、多不饱和脂肪酸和多种复合物等尚有争议。对相关保健品延缓 45 岁以上人群的认知功能下降的有益影响也尚缺乏足够证据支持。一项 Cochrane 综述关注了补充额外营养素对延缓认知功能下降的随机对照试验,这些营养素包括钙、锌、铜,以及 B 族维生素、维生素 A、维生素 C、维生素 D 和维生素 E 多种维生素,Ω-3 脂肪酸,抗氧化维生素和草药。研究结果发现,在轻度认知功能障碍患者中,补充维生素 B_6 或服用维生素 E 24 个月对于预防病情进展无显著益处。另一项纳入 311 例研究对象的随机对照试验结果发现,服用含有二十二碳六烯酸、维生素 B_{12}、维生素 B_6、叶酸和其他营养素的复合营养饮料 24 个月后,也未发现该营养饮料对预防阿尔茨海默病前驱期的认知下降有显著效果。

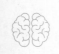

不过,目前也有积极的报道。一项随机、双盲、安慰剂对照的研究涉及818名年龄在50～70岁的参与者,证明每天补充800毫克叶酸显著改善了认知功能。临床试验(VITACOG)表明,在70岁及以上的MCI患者中,补充B族维生素(叶酸0.8毫克,维生素B_6 20毫克,维生素B_{12} 0.5毫克)2年降低了平均脑萎缩率,改善了整体认知与记忆功能。此外,包括16 948名参与者的新加坡华人健康研究表明,中国人在中年时的膳食中摄入较多的核黄素和叶酸,晚年认知障碍的风险较低。最近的一项荟萃分析证明,由于现有的试验在补充类型、抽样人群、研究质量和治疗时间方面存在很大的差异,在补充B族维生素的认知结果方面存在矛盾的结果。

(9)抑郁症

抑郁症与认知障碍的发生可能涉及多种心理或生理机制。抑郁症可以是认知障碍前驱症状和早期阶段的一部分,抑郁症状可由认知障碍的神经病变引起的,因认知障碍神经病变发生在临床发病数年前。一项纳入32项研究、共计62 598名参与者、随访时间在2～17年的荟萃分析结果显示,抑郁发作是认知障碍的危险因素,且效应量为中度;随着随访时间的延长,抑郁与认知障碍发病间的相关性并不呈现减弱的趋势。挪威的一项队列研究发现,心理困扰症状在一定程度上可预测25年后的认知障碍。英国的一项有关抑郁症状出现的时间与认知障碍风险的研究发现,早年发生的抑郁症状不会增加认知障碍的风险,但老年期出现的抑郁症状会增加患病风险。

选择性5-羟色胺再摄取抑制剂(SSRI)如西酞普兰,可减少动物模型中淀粉样斑块的生成和斑块的形成。澳大利亚的一项纳入755名轻度认知障碍和抑郁史患者的研究发现,给予4年以上的抗抑郁药物治疗一定程度上可延缓阿尔茨海默病的进展。但另一项为期14年、纳入4 922名认知功能正常、年龄在71～89岁的男性的队列研究发现,有抑郁症状的参与者认知障碍发病率是无抑郁症状的1.5倍,且使用抗抑郁药物并不能降低有抑郁症状者患认知障碍的风险。因此,抗抑郁治疗对降低认知障碍风险或延缓认知障碍的病程仍缺乏足够证据。

一图读懂

认知障碍的危险因素

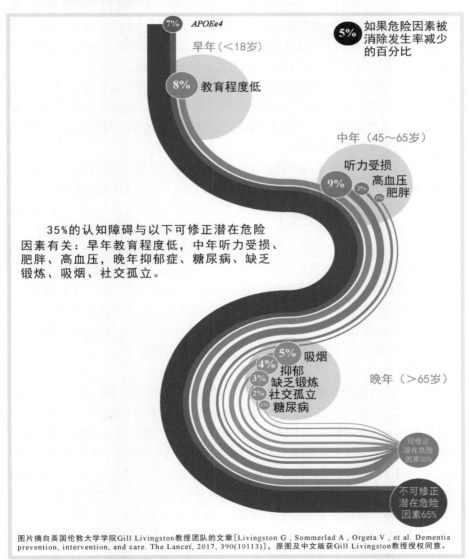

图片摘自英国伦敦大学学院Gill Livingston教授团队的文章[Livingston G , Sommerlad A , Orgeta V , et al. Dementia prevention, intervention, and care. The Lancet, 2017, 390(10113)]，原图及中文版获Gill Livingston教授授权同意。

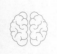
1.5.3　认知障碍的预防

莎士比亚曾经这样形容人类："人类是一件多么了不得的杰作！多么高贵的理性！……在智慧上多么像一个天神！宇宙的精华！万物的灵长！"在莎翁眼中，是什么让我们如此与众不同？排在首位的毫无疑问是我们拥有超越这颗星球上其他一切物种的智慧。然而，老子说："天地不仁，以万物为刍狗。"大自然孕育人类时，赐予了我们无与伦比的智慧，但同时也撒下了让我们在年老时失去智慧的灾厄之种。随着年龄的增加，我们的智慧与体力一样会逐渐衰退；更有甚者，诸多疾病甚至以更快的速度使我们失去认知能力，罹患认知障碍。随着潘多拉魔盒的打开，人们往往经历得到智慧再失去智慧的轮回。

人类自摆脱蒙昧、开启科学以来，一直没有放弃寻找对抗命运、改变命运的方法。古人说："君子有造命之学，命由我立，福自己求。"通过大量研究，科学家已经发现了保护认知能力、预防认知障碍的一些方法，能够尽可能地在与时间和疾病的对抗中保卫我们的智慧。

曾经科学家相信成年人的神经系统已经定型，是无法改变的；但是随着近几十年神经和认知科学的飞速发展，一种新的理论出现了，这就是"神经可塑性"。科学家发现，即使在成年之后，在大脑已经完全发育成熟的情况下，人脑依然可以通过改变其功能和结构特性来适应不断变化的需求，从而使我们能够学习和掌握技能，这就是神经可塑性。神经可塑性的机制是：成年哺乳动物的大脑不断受环境刺激所影响，神经系统在感受到这些刺激的输入后，会释放神经递质，触发一系列神经化学事件，导致神经细胞新突触的形成或突触之间产生新的连接，最终引起神经元结构和大脑皮质发生变化。大脑是人类意识活动的物质基础，这使得预防认知减退得以成为可能。以此为基础，通过对大量的医学研究进行分析，科学家现在已经总结出了一些能够预防认知障碍的方法。

（1）体育锻炼

"四肢发达，头脑简单"这句话，可谓是流传最广的关于身体与智力的谬误了。毛泽东主席很早就说过："欲文明其精神，先自野蛮其体魄。"在纵观近年关于体育锻炼与认知功能的科学研究以后，不得不感叹"能者无所不能"，毛泽东主席其实早就道破了认知功能最重要的保护因素——体育锻炼。多项人类和动物的研究表明，体育锻炼有助于改善和强化某些大脑结构，从而改善认知功能。根据世界卫生组织的解释，体育活动是"任何由骨骼肌产生的、需要消耗能量的身体运动"，而体育锻炼则是"有计划、有组织、有重复、有目的的体育活动的一个子类别，以改善或维持身体健康的一个或多个组成部分为目标"。体育锻炼对认知功能减退的预防作用有多强？现在才开始锻炼会太晚吗？不属于体育锻炼的业余爱好对于预防认知下降有作用吗？让我们来看看医学研究给出的答案。

1）锻炼强健大脑。欧洲 de Souto Barreto 等学者于 2016 年发表的一项关于中老年人体育锻炼与认知功能的医学研究，共调查了超过 10 万名 50 岁以上的居民，在近 10 年的时间内对他们进行了多次随访。按照体育运动的频率和强度，这些参与调查的居民被分为四个档次：不活跃型、低活跃型、中等活跃型和高活跃型。在随访调查中，多次测试了他们的延迟回忆能力和语言流畅性。

研究的结果发现：运动频率高的人，他们的各项认知能力测试结果都高于运动频率低的人；运动强度大的人，认知能力高于运动强度低的人。综合运动频率和运动强度，可以评价人的运动活跃度。那些处于较高运动活跃度的人，认知功能比较低运动活跃度的人要好。看到这里，有些读者也许会问：虽然都知道体育锻炼好，由于体质、工作性质或生活环境等诸多原因，有时候我们没有条件进行中等活跃度或高活跃度的体育锻炼，那么稍微运动一下能起到作用吗？答案是肯定的。这项研究的结果显示，即使是低运动活跃度的人，他们的认知表现也比完全不运动的人要好。当然，总体来看，运动活跃度越高，认知表现就越好，所以在有条件的情况下，还是应该考虑增加运动量。

体育锻炼对认知功能的改善不仅仅表现在当下。长期分析发现，在随访中发现，那些保持高运动活跃度体育锻炼或增加体育锻炼的活跃度的人，能够进一步改善认知功能。在接近 10 年的随访过程中，那些始终保持较高运动活跃度的人，其认知功能随着时间下降的速度显著比其他人更慢。

2）有氧运动与力量训练。体育锻炼的类别很多，其中最为人们所熟知的是有氧运动。有氧运动是指在运动过程中，人体吸入的氧气与运动的需求相等，达到生理上的平衡状态。有氧运动大多强度适中，便于普通人维持足够的频率和时长，具有锻炼心肺功能、预防动脉硬化、调节情绪等很多益处。Smith 等针对有氧运动与认知功能的荟萃分析纳入了 29 项医学研究，共 2 049 名参与者。这些参与者都参加了一定程度的有氧运动，并接受了认知功能检测。研究结果发现，参与有氧运动的人认知功能显著高于不参与运动的人。这些参加有氧运动的人，注意力和信息处理速度、执行功能、记忆力都比不运动的人更高。值得注意的是，在那些已经出现轻度认知功能减退的人中，有氧运动对于记忆力的改善比普通人更显著，他们的记忆力测试分数平均增加了 23.7％。由于纳入研究的人群中包括一部分已经确诊为轻度认知障碍患者，而且在他们中有很大的比率携带有认知障碍的高危基因，因此可以说他们在一定程度上正在改变自己的命运；而他们所做的就是坚持每周 3 次以上，每次超过 30 分钟的有氧运动。事实上，已经有多项研究证实，即使在老年人群中，坚持有氧运动也可以增加大脑内

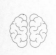

一个叫作"海马体"的区域的血流量，增加海马体的体积；而海马体是人体内与认知功能高度相关的区域。神经可塑性的理论在这些研究中得到了印证，说明有氧运动可以改变大脑的结构和功能。

在锻炼圈子里，有氧运动和力量训练两种体系的爱好者常常认为自己喜好的运动形式是最好的。有氧运动爱好者认为力量训练只会增加"死肌肉"；力量训练者认为肌肉是"第二心脏"，而有氧运动对增加肌肉含量作用有限。其实两者相结合才是科学有效的锻炼方法。医学研究发现，有氧运动和力量训练联合干预比单独进行有氧运动更大程度地改善了工作记忆。原因是力量训练可以增加人体内胰岛素生长因子的分泌，而胰岛素生长因子是一种运动和神经认知关系的中介因子，因此，力量训练可能通过增加胰岛素生长因子来改善神经认知功能。与单独进行有氧训练相比，有氧运动和力量训练并用的干预措施在降低脑血管危险因素（如高血压）和改善有氧体能方面也更有效，这些心血管功能的改善可以防止脑白质退化和脑缺血的发生。因此，有氧运动和力量训练相结合比单独进行有氧训练能够更有效地预防认知障碍。

3）中年运动，保护认知功能。"早成者未必有成，晚达者未必不达。不可以年少而自恃，不可以年老而自弃。"这句充满思辨色彩的话，很适合回答关于运动的这两个问题：年轻时运动过，年纪渐长以后不运动了，还会有效果吗？或者年轻时不爱运动，到了中年才开始运动还来得及吗？回顾我们的成长轨迹，多数人会发现自己运动最多的时候可能是在校园里，学校的球场和体育馆，都曾经留下过我们的汗水。离开校园以后，随着成家立业，人到中年，体育锻炼就离我们的生活越来越远了。有些人自认为年轻时运动得多，底子好，即使停止运动也能高枕无忧；有些人觉得已经人到中年，就算开始运动也来不及了。英国一项大规模的队列研究发现，青年时期的体育锻炼对于认知能力的保护作用会随着中年停止运动而逐渐减弱，而中年时期开始的体育锻炼则能够起到保护认知功能的作用。

这项研究一共纳入了 1919 名参与者，他们都出生于 1946 年，可以被看作从同一起跑线出发。研究者调查了他们在 36 岁时（1982 年）的生活习惯，主要调查内容是他们的体育锻炼情况和业余爱好。随后在他们 43 岁（1989 年）和 53 岁（1999 年）分别检测了他们的认知水平。结果发现，在 36 岁时有体育锻炼习惯的人，他们在 43～53 岁的记忆减退速度比没有体育锻炼的人更慢。

不幸的是，他们中的一部分人在 36 岁以后，逐渐放弃了体育锻炼的好习惯，过上了"宅"生活。当一些人放弃的时候，另一些人才刚开始。在 1989 年的调查中，即在他们的 43 岁时，研究人员再次记录了他们的体育锻炼情况。结果发现，一部分被调查者在 36 岁之前，也就是第一次调查时，并没有体育运动的习惯；但随着人到中年,也许是因为发现身体逐渐发福,也许是想要调节来自工作和生活的压力,也许是发现健康状况下滑的征兆,总之,他们在 36 岁以后才开始养成体育锻炼的习惯。而这些锻炼起点比较晚的人,他们在 43～53 岁的记忆减退速度,依然比那些完全不进行体育锻炼的人要慢。不仅如此,和那些曾经有过体育锻炼习惯,但在 36 岁以后停止锻炼的人相比,他们的认知功能减退的速度也要慢。这真是应了那句老话:什么时候开始都不晚。

至于那些在 36 岁之前和 36 岁之后一直坚持体育锻炼,从未放弃这个好习惯的人,他们在 43～53 岁记忆力下降的速度在所有被调查者中是最慢的。体育锻炼不仅带给他们更强健的体魄,也让他们的大脑比一般人更年轻。这些结果表明,保持贯穿人生的体育锻炼习惯,可以很好地维持整个生命周期的认知能力。

在医学研究中,有这样一种现象,叫作"反向因果"。比如在这项研究中,有可能是因为保持体育锻炼和更好的认知功能与一些因素有关,包括性别差异(比如某些地区可能男性坚持锻炼的比例更高)、教育程度(比如说受教育程度更高的人,对于体育锻炼的重视程度更高)、社会阶层(比如中高收入的人有更多的体育锻炼条件)、本身的智商水平(智商高的人群能够得到更多的资源,包括体育锻炼的资源)、健康或精神状况(身体或精神健康欠佳的人不容易进行持续的体育锻炼)。这些因素处于有利情况的人,存在相对更好的认知能力及社会资源,因而保持体育锻炼是结果而非原因。为了排除反向因果,需要对这些因素进行控制。

在研究中,控制了性别、教育程度、职业、社会阶层、15 岁时的智商、反复出现的健康问题和严重的精神困扰等诸多因素后,结果仍然显示体育锻炼与记忆力下降速度明显放缓有关。也就是说,体育锻炼对于减缓认知下降的作用,是不受性别、教育程度、职业、收入、智商、躯体和精神健康等诸多因素影响的,是真正的众生平等。

体育锻炼保护认知功能的一种可能原因是通过增加大脑的氧合,从而改善神经递质的代谢,达到神经重塑的作用。另一种原因是,锻炼可以降低损害认知功能的疾病的发生风险,如高血压、糖尿病和心血管疾病,从而保护认知功能。但考虑到该研究中的人群年龄并不大,因此推断是第一个原因,即体育锻炼增强神经可塑性的作用占主导地位。

除了体育锻炼,这项研究同时调查了业余活动对于认知下降的影响。研究中纳入的业余活动主要包括:象棋、桥牌或类似游戏;参与当地政府、工会或政治活动、教堂或宗教活动;与他人一起玩乐器;去电影院、剧院或音乐会;自愿的社

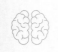

会福利工作;帮助组织俱乐部、戏剧团体或学校等。研究发现,在中年时期从事这类业余活动,同样起到了延缓记忆功能下降的作用。这些被纳入研究的业余活动,具有两个共性:都属于智力活动,而且都具有一定的社会互动性。因此这也提示我们,需要使用智力能力进行的且需要和他人互动的活动,可以被视为一种认知训练,能够保护认知功能。如果这种业余活动和体育锻炼共存,那么对于认知功能的保护作用更强。关于这方面的内容,在后文中还会有所涉及。

（2）认知储备

根据认知储备理论,认知储备水平较高的人在面对神经老化时,具有较大的大脑结构基础和较大的动态神经网络竞争性,因此在临床认知或功能障碍变得明显之前,能够更好地承受大脑损伤。形象地说,认知储备就像银行里的存款,足够多的存款能够让你更好地应对经济衰退。以往人们认为认知训练的主要对象是青少年,学习可以促进正处于发育期的大脑功能。但是科学家发现,神经元的可塑性和再发育绝不局限于青少年时期。因此,目前认为能够增加认知储备的活动,包括教育、工作、认知训练等,可防止老年期认知能力下降。

1）青少年:教育增加认知储备。

宋真宗赵恒有一篇著名的《励学篇》,鼓励人们重视教育,好好读书。

富家不用买良田,书中自有千钟粟。

安居不用架高楼,书中自有黄金屋。

出门莫恨无人随,书中车马多如簇。

娶妻莫恨无良媒,书中自有颜如玉。

男儿欲遂平生志,五经勤向窗前读。

教育对人生的影响是全方位并且持续一生的。从预防认知障碍的角度来说,较高的青少年时期教育水平可以明显增加认知储备,提升智商,降低认知障碍发生的风险。在之前,科学家并不非常清楚为什么受教育程度能够保护老年期的认知功能,美国 Kremen 等（2019）给出了答案。这项研究纳入了 1 099 名56～66 岁的双胞胎,对他们进行了认知水平的测定,并追溯了他们在 20 岁时的受教育水平及认知能力（在该论文中表述为智商）。

研究表明,教育程度对认知能力的保护直接体现在智商的提升上。这项研究的可贵之处在于:被纳入研究的对象在他们 12 岁时就进行了智商检测,这对于研究老年期智商起到了关键的参考作用。在 12 岁时,所有参与者的智商水平基本处于同一水平,但其后不同的受教育程度使得他们的智商水平产生了差距。研究者发现,参与者的智商随着教育程度的增加而增加,在青春期后期大脑达到最大可塑性之前达到平台期;20 岁后随着教育的进一步增长,智商虽然也有提升,但相对较少,这表明认知刺激在早期生活中更重要。根据研究团队的统计分析,青少年时期如果完成了 12 年的教育(相当于高中),将会使智商提高 14.4 分,如果额外完成了大学及研究生教育,那么智商的提升将达到 24 分。同时研究还发现,20 岁时受教育程度越高,大脑皮质面积就越大,表明教育对大脑结构产生了有益的作用,这也是为什么受教育程度能够提升智商的重要原因。更发达的大脑皮质一直延续到他们进入老年期,在 60 岁以后,那些 20 岁时智商更高的人,仍然保有比其他人更大的大脑皮质表面积。毫无疑问,在老年期拥有面积更大的大脑皮质,对于保持认知功能能够起到相当大的作用。

这项研究同时也发现,在成年期以后进行的教育培训,同样能够提升认知水平,只是提升的幅度不如青少年时期那么明显。与青少年时期不同,成年期及老年期,学习、工作等认知活动所起的作用主要不是提升认知功能,而是认知保持。

2) 中年:保持认知储备。但正如存款会因为通货膨胀物价上涨而逐渐贬值,人们的认知功能也会随着年龄的增加出现储备下降的趋势。有一些活动可以帮助人们保持认知储备,这类活动被称为认知保持。认知衰退初期的进展比较缓慢而隐匿,因此最好在中年期就开始注意进行有助于认知保持的活动。

中国的一项大型研究对 15 000 多名 65 岁以上(平均年龄 74 岁)的社区老年人进行了调查。在他们第一次参与调查时(基线期),研究者收集了他们参与智力活动的情况,研究中所涉及的智力活动包括:阅读书籍、报纸或杂志;玩棋盘游戏、麻将或纸牌游戏;赌赛马(中国香港地区)。在研究开始时,这些老年人都有着正常的认知功能;但经过平均 5 年的随访,其中有 1 300 余位老年人(占比 8.7%)不幸罹患了认知障碍。进行统计分析后,研究者发现,在基线期进行智力活动的老年人,他们罹患认知障碍的概率只有不进行智力活动者的 71%。也就是说,这些看似普普通通的,对教育程度、工作性质、收入水平都没有要求的智力活动,在 5 年左右的时间里让老年人罹患认知障碍的风险下降了近三成。为了排除其他生活方式的影响,在统计分析时,研究者去除了诸如其他健康的生活方式,如定期体育锻炼、摄入足够的水果和蔬菜,以及不吸烟等因素,也去除了一些身体健康问题,如心血管风险因素、抑郁、感觉障碍和户外活动能力下降。也就是说,即便是晚年,参加智力活动也能够独立地降低老年人罹患认知障碍的风险。当然,如果还能保持其他健康的生活方式,对认知的保护能力会更强。

另一项研究表明,在 205 名 30~64 岁的人中,随访到 66~88 岁,旅行、社交、郊游、演奏音乐、艺术、体育活动、阅读和说第二语言,与保持认知能力有关。一项类似的研究也证明,对于 498 名 1936 年出生的人来说,成年后从事智力活动,特别是解决问题,与认知能力的保持有关。

医学界有这样一个"要么使用它，要么失去它"的假说，认为使用认知功能有助于保护认知功能。除前述研究所涉及的娱乐性和学习性智力活动以外，科学家还发现，工作也能起到保护认知的作用。例如，伦敦领有执照的出租车司机，作为培训的一部分，他们需要对城市进行深入的导航研究，其海马体后部比对照组大得多，其大小与职业经验相关。另一个例子是口译员。经过强化语言训练的口译员需要学习并熟练掌握一种不同于母语的新语言，而对他们的大脑进行扫描，发现他们的海马体灰质体积更大，同时他们的左额中回、额下回和颞上回的皮质也比普通人更厚。训练后海马和颞上回中灰质体积的增加与口译员的语言能力呈正相关，也就是说，口译能力越强，这些脑区就越发达。

此外，退休的时机也与认知下降有关，因为退休会让人离开工作环境，失去工作带来的认知保持作用。一项研究发现，在 3 433 名平均年龄为 61 岁的退休人群中，言语记忆力下降的速度比退休前快 38％。一项对 1 658 人进行的 12 年研究发现，年龄较大才退休的人与年龄较轻就选择退休的人相比，有着较低的认知障碍发生风险。此外，从事认知要求较高的工作的人以前往往表现出较少的认知恶化，有时在退休后表现出比那些要求不太高的工作的人更少的认知恶化。

3）计算机化认知训练。工作和业余爱好的本质是为了维持生活和获得身心满足，维持认知功能可以算是一个不错的副产物。为了更大程度地预防认知障碍，还可以有意识地进行认知训练。这在以前是一件比较困难的事，因为认知训练需要因人而异地进行设计和实施，并且需要相对固定的场所和时间。随着计算机技术及设备的普及，尤其是移动计算设备（如平板电脑、智能手机）的广泛使用，计算机化认知训练成为可能。计算机化认知训练可以针对单个或多个认知领域进行干预，也可以根据个人表现调整任务难度，同时具有安全、相对廉价和可扩展等多种优点，已经引起了相当多的关注。近年来，计算机化认知训练计划被越来越多地帮助人们使用基于计算机的练习和训练任务来代替最初的纸笔或其他传统形式的任务。

由于计算机化认知训练还属于比较新兴的技术手段，因此关于这方面的研究数量和研究所纳入的人数也相对较少，目前尚缺乏强有力的证据来证明计算机化认知训练的具体效果。从已有的几项荟萃分析研究来看，计算机化认知训练对于正常老年人和轻度认知损害的老年人都有一定的效果，在进行计算机化认知训练后，这些老年人的认知能力能够得到一定的提升。但目前还不清楚计算机认知训练的持续效果如何，也就是说，怎样安排计算机认知训练才能帮助老年人持续、长期地保持认知能力。但随着计算机硬件和软件的飞速发展，在互联网的帮助下，利用新的神经网络及大数据分析，相信计算机认知训练一定会迎来

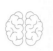

高速发展的黄金时期。畅想未来，也许老年人使用电子设备进行专门开发的游戏，就能够在不知不觉中提升和保护自己的认知能力。到那时，"玩物"不会"丧志"，曾经的"电子海洛因"会变成保护大脑的好帮手。

（3）保持社会接触

1996年，意大利探险家毛里奇·蒙塔尔孤身一人来到了内洛山的一个地下溶洞里，开始了一年的名为"先锋地下实验室"的生活。这个实验室设在溶洞内的一个68平方米的帐篷里，里面有科学实验用的食品、设备，还有起居室、工作间、卫生间和一个小小的植物园。在这一年中，他吸了380盒香烟，看了100部录像片，在健身车上骑了1600多千米。第二年的8月1日，蒙塔尔重回人间，他的脸色苍白而瘦削，如果两个人同时向他提问，他的大脑就会乱；他变得情绪低落，不善与人交谈。虽然他渴望与人相处，希望热闹，但他已经丧失了交际的能力。蒙塔尔说，在洞穴中待了一年，才知道人只有与人在一起的时候，才能享受到作为一个人的全部快乐。这是蒙塔尔用丧失人际交往能力的代价求证的人生奥秘。科学家现在普遍同意：社交活动可以增强认知储备，而缺乏社交则是认知障碍的危险因素。

说到社交活动，如果我问你人类最重要的社交活动是什么，你的回答会是什么呢？科学家认为是婚姻。婚姻状况是参与社会活动的重要形式。作为婚姻前奏的交往和恋爱，缔结婚姻后双方家庭的结合和联系，以及婚姻生活中的互相陪伴，能够给人带来持续和稳定的社交活动。一项纳入了超过80万人的荟萃分析显示，与已婚人士相比，终生单身人士的认知障碍风险增加了40%，丧偶人士的认知障碍风险增加了20%，而且这种关联在不同的社会文化背景下是一致的。很多单身的年轻朋友会自嘲是"单身狗"，看来为了保卫自己的认知功能，脱单行动迫在眉睫呀！

除婚姻以外，很多活动都属于社交活动，如与家人交流支持、与朋友接触、参加社区团体、从事有偿工作等。尤其是在中年以后，参加这些有益的社交活动能够明显地降低认知障碍发生风险。

（4）保护听力，预防听力障碍

千金之子，坐不垂堂。这句见诸《史记》的汉代民谚，意思是家中积累千金的富人，坐卧不靠近堂屋屋檐处，怕被屋瓦掉下来砸着。我们的认知功能，可以说是比"千金"还要昂贵的无价之宝，因此我们要远离可能导致认知障碍的危险因素。事实上，科学家已经发现有一些危险因素可能会增加认知障碍的发生风险，其中有些危险因素是可以预防的，针对这些危险因素采取有效的措施可以帮助我们预防认知障碍。

汉字"聪"的偏旁部首是"耳"。《说文解字》中说:"聪,察也。耳闻而心相通,明事察意。"是指耳闻声音而心能辨别其真假,也许古人已经意识到了听力和智力之间的关系。世界卫生组织对于听力障碍界定的标准是听力损失 25 分贝。听力障碍是最常见的衰老障碍之一,2/3 的 70 岁以上的老年人会受到听力下降的困扰。目前全球共有 3.6 亿人有中度至重度听力损失。据估计,一半的听力损失情况是可以避免的。听力下降对于认知功能的影响很大,核磁共振研究发现,中年期听力损伤与更陡峭的颞叶体积损失相关,包括海马体和内嗅皮质的体积损失。因此,如果能够完全预防和治疗听力障碍,能够使认知障碍的病例减少 9.1%。

听力下降对于认知功能的损害可能在到达听力障碍的标准之前(亚临床听力下降阶段)就发生了,很多人在这个阶段还没有意识到自己的听力出现了减退,这种程度的听力损害并不影响工作和生活,但已经开始潜移默化地影响认知能力。一项针对 6451 名代表美国人口的横断面研究发现,听力和认知之间在整个听力范围内存在显著的负相关。研究者发现,在听力正常者中,听力下降带来的认知功能损失比在听力障碍者中更明显。在听力正常者中,听力每下降 10 分贝,数字符号替换测试(DSST)的分数会下降 2.28 分;而在听力障碍者中,听力每下降 10 分贝,数字符号替换测试的分数只下降 0.97 分。在听力正常者中,听力下降与认知下降独立相关。

这项研究提醒我们,尽管早期的听力下降可能不会带来明显的症状,但在这个阶段,认知功能已经出现损害。因此,在日常生活和工作中需要注意远离噪声源,注意控制使用耳机听音乐的时间和音量,尽可能地保护听力。2015 年,世界卫生组织指出,约有 11 亿青少年和青年因不安全使用智能手机等个人音频设备,以及在夜总会、酒吧和体育赛场等噪声很大的娱乐场所接触有损听力的声级,面临听力损害的风险。对中等收入和高收入国家研究数据进行的分析显示,在 12～35 岁青少年和青年中,近 50% 的人在使用个人音频设备时音量大到不安全程度,约 40% 的人在娱乐场所接触到很可能具有破坏性的声级。世界卫生组织建议工作场所每日接触噪声的最高限值为 85 分贝,持续时间最多 8 小时。夜总会、酒吧和体育赛事的许多顾客经常接触更高声级,因此应大幅减少接触时间。例如,这类场合的噪声通常会达到 100 分贝,如果接触时间超过 15 分钟,就会有损听力。

青少年和青年可以通过以下措施更好地保护听力:调低个人音频设备的音量,在嘈杂场所戴上耳塞,使用适配的入耳式或头戴式耳机,最好是降噪耳机。

由于听力损失在多数情况下是不可逆的,因此一旦出现听力障碍,应该及时配备并使用助听器。助听器可以有效保护听力障碍者的认知功能。

（5）避免颅脑创伤

说起颅脑损伤，很多人可能会联想到"头破血流"的场景。其实，颅脑损伤分为轻度和重度两类。轻度颅脑损伤指的是脑震荡，重度颅脑损伤则包括颅骨骨折、水肿、脑损伤或出血。在从事接触性体育活动（如拳击、足球、橄榄球和曲棍球等）的运动员中，以及参加过军事行动的退役士兵中，都观察到了颅脑损伤（包括脑震荡）与认知障碍发病率增加之间的关系。

为了明确颅脑损伤与认知障碍增加之间的确切关系，丹麦进行了一项全国范围内的大规模调查，共纳入了 279 万人，并进行了近 10 年的跟踪随访。研究发现，有过颅脑创伤的人，比普通人患上认知障碍的风险高出 24%；即便是比较轻微的脑震荡，也会使认知障碍的发病风险增加 17%。研究还发现，颅脑创伤导致认知障碍发生风险升高有着明显的时间相关性，在发生颅脑创伤的前 6 个月内，认知障碍的发生风险是普通人的 4 倍，然后随着时间的推移逐渐下降。此外，受到颅脑创伤的次数越多，患认知障碍的风险也越高。一次颅脑创伤会使认知障碍风险增加 22%，而 5 次以上的颅脑创伤会使认知障碍发生风险增加 183%。

研究同时还发现，颅脑创伤发生率在 10～20 岁最高，其后发生率缓慢降低，直到 60～70 岁达到最低，而后又呈上升趋势。青年时期活动量更大，参与体育活动的机会更多；而老年时期体力下降，平衡能力减退，因此这两个时期受到颅脑创伤的概率比较高。针对这两个年龄段，一定要重视运动时的安全防护。

（6）控制心血管危险因素

很多因素会增加罹患心血管疾病的风险，被称为"心血管危险因素"。科学研究证明，这些因素不但会损伤人们的心血管，也会损伤认知功能。欧洲进行的一项研究对约 1 万名英国公务员进行了长达 25 年的跟踪随访，详细调查了他们在 50 岁时的心血管危险因素，以及他们在随访期间是否罹患认知障碍。该研究所涉及的心血管健康评分包括四个行为因素指标（吸烟、饮食、体育锻炼和身体质量指数）和三个生物学因素指标（空腹血糖、胆固醇和血压），每项指标都采用三分制（0 分、1 分、2 分）的评分。心血管健康评分是七个指标的总和（得分范围为 0～14 分），按照心血管健康评分，所有被调查对象被划分为三档：不佳（得分为 0～6 分）、中级（得分为 7～11 分）和最佳（得分为 12～14 分）。结果发现，心血管健康评分为"不佳"的人，认知障碍的年发病率为 3.2/1 000，比心血管健康中级的人高 1.5 倍，比心血管健康最佳的人高 1.9 倍。可见，心血管危险因素控制不佳的人，认知障碍的发病率比控制比较好的人高了 1 倍左右。

1) 行为因素：吸烟、饮食、体育锻炼和身体质量指数。说起吸烟的危害，我们的脑海中立刻会浮现出诸如肺癌、心脏病等疾病，但吸烟的危害远不止如此。不少人认为吸烟能够"提神"，使大脑思维更敏捷，甚至有人一开始需要用脑就点起一支烟。其实由于烟中的尼古丁直接作用于大脑，同时烟草产生的大量有害物质会损害血管健康，因此吸烟也会增加罹患认知障碍的风险。有些研究曾经发现吸烟者的认知障碍发病率似乎与吸烟关系不大，这让科学家大为不解。随后的研究才发现，原因是吸烟者的平均寿命要显著短于非吸烟者。换言之，不少吸烟者还没有等到认知障碍的症状出现，就已经去世了。为了进一步阐明吸烟与认知障碍的关系，并研究戒烟能不能保护我们的大脑，韩国科学家做了另一项研究：对于戒烟者和非戒烟者的认知障碍发病风险做了对照。结果显示：与连续吸烟者相比，长期戒烟者（戒烟 4 年以上）整体认知障碍的风险降低了 14%，从不吸烟者的整体认知障碍风险降低了 19%。认知障碍的病因复杂，其中一个重要的原因是脑血管受损，被称为"血管性认知障碍"，而吸烟造成的血管损伤已经众所周知。该研究发现，与持续吸烟者相比，长期戒烟者和从不吸烟者的血管性认知障碍发病风险均降低了约 30%。这项研究除了增加了反对吸烟者的信息，也同样告诉吸烟者亡羊补牢，为时未晚，戒烟可以大大降低由吸烟导致的认知障碍发生风险。需要注意的是，被动地吸入二手烟也会增加认知障碍的发病风险，在二手烟中暴露的时间越长，患认知障碍的风险就越大。因此，无论是为了自己还是为了自己的亲友，戒烟都是明智之举。

    俗话说"烟酒不分家"，说到吸烟就不得不说饮酒。科学家发现，尼古丁可以更快地降低酒精的浓度，使饮酒者摄入的酒精更多，同时也导致酒精分解产生的乙醛更多，而乙醛对大脑有着显著的毒性。因此，烟酒这对好兄弟经常"并肩作战"，一起祸害我们的大脑。

    说起法国，很多人会立刻想到红酒。作为酒文化发达的国度，法国最近进行了一项关于酒精与认知障碍的研究（Schwarzinger 等，2018）。研究发现，有酒精使用障碍（过度饮酒或酒精依赖）的人，其认知障碍发生风险是普通人的 3 倍多；更可怕的是，认知障碍与酒精使用障碍的关系在更低的年龄段（年龄＜65 岁）中尤为明显，其中 56.6% 的人有酒精使用障碍的记录。

    除了过度饮酒，常见的不健康饮食习惯主要是高盐、高糖、高脂、高热量。简单来说，高盐饮食使我们易得高血压，高糖饮食使我们易得糖尿病，高脂饮食则与高胆固醇血症（高血脂的一种）有关。而高热量则显而易见地与肥胖有关。在食不果腹的古人眼中，肥胖是一种"幸福的烦恼"。而现在，男士因为"将军肚"而烦恼，女士则为了"小蛮腰"而努力。其实除了对体型的影响，肥胖也会增加认知障碍的发病风险。

在医学上,常用身体质量指数(body mass index,BMI)来评价胖瘦程度,BMI 计算方便:BMI = 体重(千克)/身高(米)的平方。BMI 超过 25 属于超重,超过 30 属于肥胖。根据荟萃分析结果,相对于 BMI 正常的人,超重或肥胖者的 BMI 每升高 5,认知障碍的发病风险就会增加 16%。前文已经介绍过体育锻炼在保护认知功能上的重要作用。事实上,体育锻炼结合健康饮食,还可以通过减轻体重达到保护认知的目的。BMI 处于超重的人群,减轻 2 千克以上的体重,就能改善注意力和记忆能力。

那么,什么样的饮食能够保护我们的认知功能呢?过去主要认为某些营养要素,如叶酸、B 族维生素、维生素 C、维生素 D、维生素 E 和硒等,能够保护认知功能。但随着饮食与认知功能的研究逐渐深入,目前的证据表明,相比于补充单种的营养要素,饮食的整体健康程度更加重要。现在,科学家普遍认为地中海饮食能够延缓认知功能减退的速度。地中海饮食是很受现代营养学推荐的一种饮食模式,源自二十世纪四五十年代环地中海地区及国家(希腊、意大利南部及西班牙)的传统饮食模式。其以大量橄榄油、豆科植物、天然谷物、水果和蔬菜,适量鱼、乳制品(芝士和乳酪)及红酒、少量肉制品为重要特色。地中海饮食之所以能够预防认知障碍,可能主要是因为这种饮食体系能够改善心血管健康,因为在存在心血管危险因素的人群中,地中海饮食对于认知功能的保护能力比较明显。

2)生物学因素:血压、血糖、胆固醇。高血压的危害算是医学科普工作者最热衷的话题之一了。说起高血压,可能普通人都能说出个一二来:老年人的常见病,会引起动脉粥样硬化,会引起心肌梗死、卒中等。其实,随着生活节奏逐渐加快,高血压不再是老年人的专属,越来越多的中年人也开始出现血压升高。但由于工作繁忙或对自己的身体过于自信,有些中年人对自己的血压并不在意。美国哈佛大学医学院的一项研究给我们敲响了警钟:持续的中年高血压与认知障碍的风险增加有关。

1 440 位患有高血压的中年人被纳入这项研究,并接受了平均 8 年的跟踪随访。结果发现,在这 8 年中,中年期高血压患者的认知障碍发病风险比普通人高 57%;收缩压每升高 10 mmHg,认知障碍的发病风险就升高 17%。假如血压迟迟得不到控制,中老年期均处于持续的收缩压升高状态,那么认知障碍的发病风险比普通人升高 96%。因此,控制血压不仅能降低心脑血管疾病的风险,对于预防认知障碍也有着重要的作用。荟萃分析显示,使用降压药物能够将认知障碍的发病风险降低 10%(Peters 等,2019);如果使用强化降压方案(将收缩压降低至 120 mmHg),认知障碍的发病风险能够降低 20%。

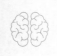

糖尿病也是认知障碍的危险因素。科学家对 16 个大规模队列研究进行了荟萃分析,这些研究共纳入了 230 万人。结果发现,患有 2 型糖尿病的人发生认知障碍的风险比普通人高 60%,而且风险与糖尿病的患病时间和严重程度成正比。与高血压不同的是,过于严格地控制血糖(将血糖降至正常水平以下)并不能更多地降低认知障碍的发病风险,反而低血糖的发生会增加认知障碍的风险。因此,在降糖治疗的过程中必须严格监测血糖,防止过犹不及。

中年期的高胆固醇血症与老年期的认知障碍密切相关。根据一项荟萃分析的结果,中年高胆固醇血症会使认知障碍的发病风险增加 114%。目前临床上主要依靠他汀类药物治疗高胆固醇血症,但目前已有的研究关于他汀药物是否能够降低老年期的认知障碍发生风险仍没有定论。因此,就预防认知障碍的目的来看,加强健康的生活方式、预防高胆固醇血症可能更为直接有效。

 一图读懂

认知障碍的预防

减少脑损伤

控制危险因素是预防的重点,加强认知障碍患者基础疾病的管理。

减少脑损伤
(血管、神经毒性或氧化应激)

治疗糖尿病、
高血压、高血脂

坚持
地中海饮食　锻炼　减肥

戒烟　增加社交活动

控制抑郁

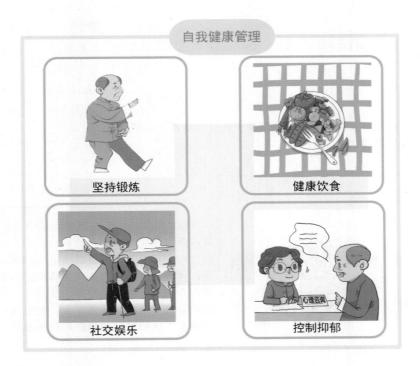

（崔亮　郭起浩）

1.6　认知障碍的常见类型

1.6.1　阿尔茨海默病

在导致认知障碍的常见原因中，阿尔茨海默病（AD）占 $60\%\sim80\%$。AD 作为一种神经系统的退行性病变，β 淀粉样蛋白（amyloid beta，Aβ）沉积形成的老年斑（senileplaque，SP）、tau 蛋白过度磷酸化形成的神经纤维缠结（neurofibrillarytangles，NFT）、脑萎缩、突触减少及神经元变性死亡是其主要的病理改变。这些改变主要发生在与认知功能相关的脑区，包括与记忆形成相关的海马区，与语言、情感和注意力等相关的顶叶和额叶。在 AD 的临床前阶段（preclinical Alzheimer's disease），轻度的病理改变并未使患者出现明显的临床症状，但可以从患者的大脑、脑脊液及血液中检测到生物标志物的改变，如脑脊液总 tau 蛋白（T-tau）、脑脊液磷酸化 tau 蛋白（P-tau_{181}）、脑脊液 Aβ 多肽（$Aβ_{1-42}$）。

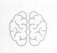
 一图读懂

阿尔茨海默病（AD）是最常见的认知障碍，占所有认知障碍患者的50%～70%。

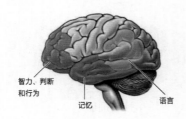

智力、判断和行为
记忆
语言

记忆与脑内的乙酰胆碱含量有关。阿尔茨海默病患者脑中的神经细胞发生变性，出现**大量的神经纤维缠结和神经斑**，伴有乙酰胆碱水平明显降低。随着病情进展，患者神经细胞大量死亡，出现**广泛性脑萎缩、脑室扩大**，表现为一个或多个认知维度的功能进行性退化。

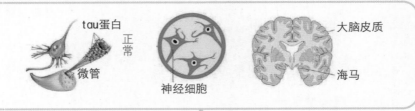

tau蛋白
正常
微管
神经细胞
大脑皮质
海马

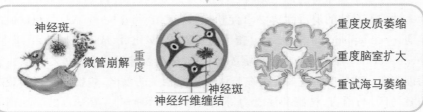

神经斑
微管崩解
重度
神经纤维缠结
神经斑
重度皮质萎缩
重度脑室扩大
重试海马萎缩

图片摘自Medical illustration [or image] courtesy of Alzheimer's Disease Research, a BrightFocus Foundation program. http://www.brightfocus.org/alzheimers/，并已获作者同意。

1.6.2 血管性认知障碍

血管性认知障碍是最常见的非变性病引起的认知障碍,占所有认知障碍患者的 15％～20％,已成为仅次于阿尔茨海默病导致认知障碍的第二大病因。血管性认知障碍病因包括导致卒中后的大血管疾病、小血管疾病如脑白质疏松症等。卒中发生后,高达 64％的患者存在不同程度的认知功能损害,1/3 会发展为明显的认知障碍。症状的发生、病情的进展均与病变血管灌注部位的神经细胞坏死有关。如果没有积极治疗和预防,患者多发性梗阻的风险会增加,病程多呈阶梯式加重。患者认知功能损害程度常有波动,症状时好时坏,这种波动的方式使得患者容易出现抑郁和情绪不稳。高血压、糖尿病、高胆固醇血症、动脉粥样硬化、冠心病、吸烟、肥胖是最常见的危险因素。控制这些危险因素是预防的重点,预防卒中的复发是最关键的措施,积极治疗高血压、高脂血症和糖尿病有助于防止认知障碍的恶化。

 一图读懂

血管性认知障碍是最常见的非变性病引起的认知障碍,占所有认知障碍患者的15%～20%,病因包括导致卒中后的大血管疾病、小血管疾病如皮质下痴呆和脑白质疏松症等。

症状的发生、病情的进展均与病变血管灌注部位的神经细胞坏死有关。

高血压、糖尿病、高胆固醇血症、动脉粥样硬化、冠心病、吸烟、肥胖是最常见的危险因素。控制这些危险因素是预防的重点,预防卒中的复发是最关键的措施,积极治疗高血压、高脂血症和糖尿病有助于防止认知障碍的恶化。

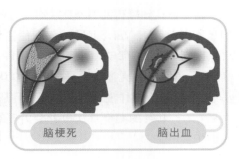

脑梗死　　脑出血

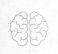
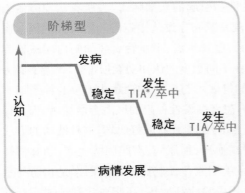

没有积极治疗和预防，患者多发性梗阻的风险会增加，病程多呈阶梯式加重。

患者认知功能损害程度常有波动，症状时好时坏，这种波动的方式使得患者容易出现抑郁和情绪不稳。

*TIA：短暂性脑缺血发作，俗称"小中风"。

1.6.3　路易体认知障碍和帕金森病认知障碍

在变性病所致的认知障碍中，路易体认知障碍（DLB）发病仅次于阿尔茨海默病，占认知障碍的 5%～10%；帕金森病认知障碍约占认知障碍的 3.6%。路易体认知障碍和帕金森病认知障碍的典型症状很相似，包括波动性认知变化并伴有显著的注意和觉醒异常、反复发作的典型的详细成形的视幻觉、有类似帕金森综合征的临床表现（如肌肉震颤）。早期 50% 的路易体认知障碍患者可出现帕金森症状。

路易体认知障碍的 BPSD 以幻觉为核心症状，幻视觉多见，该症状的发生比例显著高于 AD、VaD、FTD。幻视往往具有形象鲜明、生动、细节清晰的特点，可以区别 AD。抑郁（71.4%）、淡漠（61.9%）、焦虑（52.4%）的发病比例也比较高，但和 AD、VD 无显著差异。帕金森认知障碍（PDD）伴发的 BPSD 中，抑郁、易怒、情绪不稳同样发病比例较高，但是幻视是最常见的症状之一。据报道，大概 6%～40% 的帕金森病患者会出现幻视，且幻视是帕金森病认知障碍的预测因子。

一图读懂

路易体认知障碍和帕金森病认知障碍典型症状很相似

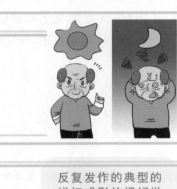

波动性认知变化并伴有显著的注意和觉醒异常

反复发作的典型的详细成形的视幻觉

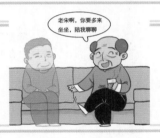

有类似帕金森综合征的临床表现

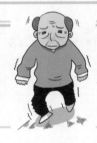

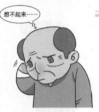

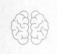

1.6.4 额颞叶变性认知障碍

额颞叶变性认知障碍占认知障碍的 5%～10%，发病年龄集中在 45～65 岁，是早发性认知障碍的主要病因。额颞叶变性有许多亚型（不同的研究分类有差别），常见的有：①额颞叶认知障碍：以人格改变和行为异常为核心症状，在疾病早期可出现人格改变，记忆功能相对保存。②慢性进行性失语症：以进行性语言功能障碍为主，根据语义、语法、复述，又可以区分为不同亚型，随着病情加重，影响日常生活和沟通能力。额颞叶认知障碍最突出的 BPSD 是淡漠、脱抑制和易激惹，显著高于 AD、路易体认知障碍。

 一图读懂

额颞叶认知障碍占认知障碍的5%～10%，发病年龄集中在45～65岁，是早发性认知障碍的主要病因。

额颞叶认知障碍的典型症状

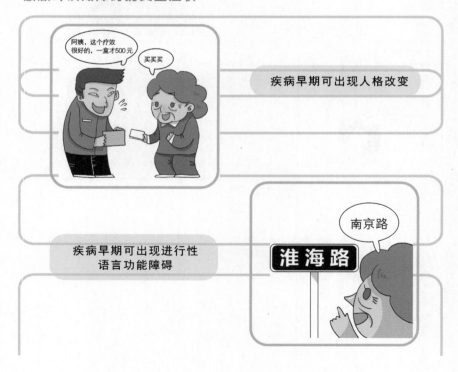

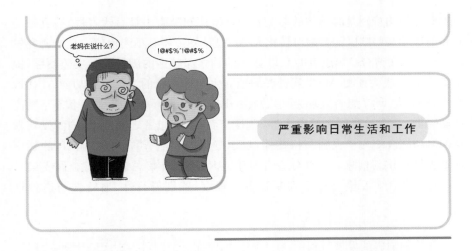

（王莹　黄琳）

1.7　认知障碍的诊断

认知障碍的诊断需要临床医师进行病史采集、体格检查、实验室检查、神经心理评估、头颅影像学检查，必要时进行脑脊液检测、基因检测等综合判断。其中，病史采集、体格检查和实验室检查主要用于排除非退行性疾病所致的认知功能障碍，如脑血管疾病、炎症、感染、外伤、药物中毒或其他系统性全身疾病导致的认知功能障碍。

1.7.1　认知障碍的评估和检查

（1）神经心理评估

临床神经心理评估包括认知评估、功能评估、行为评估。总体认知功能的筛查包括简明精神状态量表（MMSE）、蒙特利尔认知评估基础量表（MoCA-B）或Addenbrooke 认知功能检查量表第 3 版（ACE-Ⅲ）。常用的认知评估包括听觉词语学习测验、动物流畅性测验、Boston 命名测验、画钟测验、连线测验 A 与 B、线条方向判断、Stroop 色词测验。非认知评估包括主观认知下降评估量表、日常生活活动能力评估量表（ADL）、日常认知评估量表（Ecog）、老年抑郁评估量表和神经精神评估量表等。

（2）影像学检查

磁共振成像（MRI）包括结构 MRI、功能 MRI、弥散张量成像 DTI 等序列。

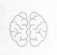

内侧颞叶结构特别是海马体的萎缩在 AD 型认知障碍中具有代表性,并且颞顶叶和前额叶某些脑区的萎缩对转化为 AD 型认知障碍有预测价值。且有研究发现主观认知下降(SCD)患者的 DTI 显示的轴索完整性的破坏先于皮质萎缩,提示 DTI 具有成为预测 AD 疾病进展的独立生物标志物的潜能。在功能 MRI 检查中,SCD 与 MCI 患者表现为默认网络(default mode network)静息状态下功能活动降低,且活动程度在健康人群、SCD 患者、MCI 患者之间加重;同时发现默认网络功能改变先于大脑结构萎缩,提示静息态功能 MRI 可以为 AD 的临床前期识别提供新信息。一部分患者对于 MRI 检查有禁忌证(如有金属支架),可以进行头颅 CT 检查初步判断脑萎缩程度、鉴别退行性、血管性与占位性病变。

(3) 正电子发射型计算机断层显像(PET)

在认知障碍的发展过程中,在大脑结构萎缩之前即可发现大脑代谢率减低,且两者起始于不同部位,后者主要在后顶颞区,尽管内侧颞叶萎缩在认知障碍前期最为突出,但在预测认知正常老年人是否进展为 MCI 或 AD 时,使用 18 氟标记脱氧葡萄糖-PET(18F-FDG PET)辅助判断颞顶叶低代谢率的预测性更好。

脑淀粉样蛋白沉积是 AD 型认知障碍患者的重要生物标志物,相较于脑脊液检测,脑淀粉样蛋白沉积 PET(amyloid-PET)可以无创地检测认知障碍患者脑内淀粉样蛋白的沉积部位和沉积程度。健康人群、SCD 及 MCI 患者均有一定比例的大脑中 Aβ 沉积增加,是认知障碍最重要的早期诊断手段。

(4) 脑脊液标志物

脑脊液的改变先于磁共振成像(MRI),且远远早于临床症状的出现。tau 和 P-tau 蛋白、β 淀粉样蛋白 42(Aβ42)是目前较为公认的 AD 生物标志物。

(5) 基因检测

遗传因素在多种认知障碍相关疾病中扮演重要角色。基因检测也是诊断患者认知障碍的依据之一,主要包括早老素 1(*PS1*)、早老素 2(*PS2*)、淀粉样前体蛋白(*APP*)、颗粒体蛋白基因(*GRN*)、微管相关蛋白 *tau* 基因、*C9ORF72*、载脂蛋白(*APOE*)。中国痴呆诊治指南推荐,有明确认知障碍家庭史的认知障碍患者应进行基因检测以帮助判断(A 级推荐)。推荐对有明确认知障碍家族史的个体尽早进行基因检测以明确是否携带致病基因,利于早期干预(表 1-1)。

表1-1　各种认知障碍检查方法的优点和缺点

类别	指　标	优点	缺点
认知测验	情景记忆如词语延迟回忆、故事延迟回忆、联想学习;语义记忆如语义流畅性、名人面孔识别;执行功能如心理加工速度	易接受、易普及	比较耗时、需要患者配合
结构影像学检查	MRI容积测量;颞叶内侧视觉评估量表;脑萎缩程度;弥散加权MRI	易接受、敏感性较高	特异性偏低
功能影像学检查	SPECT扣带回和左额叶区血流量、PET颞顶叶区葡萄糖代谢、fMRI、功能网络分析	易接受、敏感性较高	特异性偏低
分子影像学检查	Aβ-PET与tau-PET等	敏感性和特异性高	费用高,设备依赖
电生理学检查	EEG反映的θ、α、β活动、事件相关电位	易接受、易获得	敏感性和特异性偏低
脑脊液检查	Aβ与tau蛋白(总tau、ptau)检测	敏感性和特异性高	有创伤,不容易接受
血液检查	血液Aβ与tau蛋白(ptau181、ptau217)	敏感性和特异性中等	容易接受,费用中等

1.7.2　认知障碍的诊断

（1）阿尔茨海默病（AD）的诊断

　　阿尔茨海默病（AD）的诊断标准有一个演变过程，从单纯的临床表现判断发展到可以单纯根据生物学指标诊断，就像血糖指标诊断糖尿病一样，根据血液或脑脊液或PET扫描的Aβ与tau蛋白检测结果，就可以诊断AD（表1-2）。

表1-2　阿尔茨海默病的诊断标准的演变

编制年份	编　制　单　位	要点
1983年	美国国立神经病学、语言障碍、卒中研究所和阿尔茨海默病及相关疾病学会建立NINCDS-ADRDA标准	这是第一个AD诊断标准,根据临床表现诊断
2006年	国际工作组(IWG)和美国国立老化研究所——阿尔茨海默病协会,推出了阿尔茨海默病(AD)诊断标准——IWG-1	第一个强调生物标志物的诊断标准
2011年	美国国立老化研究所和阿尔茨海默病协会在总结既往研究的基础上联合更新了AD诊断标准(NIA-AA诊断标准)	从临床诊断到病理诊断,进行分级诊断

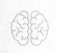
编制年份	编 制 单 位	要点
2013 年	精神障碍诊断和统计手册第五版修订(DSM-Ⅴ)	神经认知障碍,6 个认知域评估
2014 年	国际工作组(IWG)和美国国立老化研究所-阿尔茨海默病协会,推出了阿尔茨海默病(AD)诊断标准——IWG-2	修订生物标志物的价值,如 MRI 呈现的海马萎缩不再作为诊断金标准
2018 年	NIA-AA 阿尔茨海默病(AD)研究框架	更严谨的分级诊断

阿尔茨海默病诊断的基本步骤如下。

第一,采集详细的病史,如起病过程、病程演变、临床表现、体检、常规的实验室检查。笔者曾经遇到一个病例,突发记忆下降 2 个月就诊,当地给予各种检查包括 MRI 扫描都是正常的,考虑阿尔茨海默病可能性大,但其急性起病与 AD 的隐匿起病不符合,笔者给予复查头颅 MRI,发现典型的脑梗死病灶,进一步行血管造影发现相应的血管堵塞。

第二,神经心理评估,作为记忆门诊、认知障碍门诊或认知单元的一个组成部分,神经心理检查室与评估师是标准配置,这也是认知障碍诊断不同于脑卒中、癫痫等其他神经系统疾病的地方。主观认知下降、轻度认知损害、轻度行为损害的诊断依赖神经心理评估,认知障碍的严重度判断、鉴别诊断、治疗效果的评价,系统的、及时的神经心理评估都发挥不可替代的作用。评估师应该掌握对总体认知、记忆、语言、运用、注意、空间、执行、计算、社会认知、情绪、精神症状的量化评估技巧。

第三,有助于鉴别诊断的各种常规检查,导致认知障碍的病因有几十种,常见的中枢神经系统情况(如脑血管疾病、帕金森病、路易体认知障碍、亨廷顿病、正常颅压脑积水、脑瘤、脑外伤、脑炎等)、系统性躯体疾病(如甲状腺功能减退,维生素 B_1、维生素 B_{12} 缺乏,叶酸缺乏,低血钙)、感染性疾病(如神经梅毒、HIV感染、克-雅病)、物质依赖或中毒(如酒精中毒、海洛因中毒、煤气中毒、农药中毒等)、精神疾病(如抑郁症、精神分裂症等)。根据患者的各种表现选择相应的检查,如怀疑自身免疫性脑炎所致认知障碍,给予血和脑脊液的自身免疫性脑炎抗体检测。

第四,依据生物标志物的精准诊断,这是目前有关认知障碍的科研与新药临床试验要求的。有条件的单位,应该尽可能进行精准诊断,因为阿尔茨海默病的

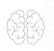

不同亚型（典型阿尔茨海默病、额叶变异型阿尔茨海默病、少词性进行性失语症、后部皮质萎缩等）、不同严重度（主观认知下降、轻度认知损害、轻度认知障碍、中度认知障碍、重度认知障碍），其处理与预后不同。

　　阿尔茨海默病的生物标志物分两大类：一类是脑淀粉样蛋白沉积相关的生物标志物，如脑脊液 $A\beta_{42}$ 水平降低和 PET 淀粉样蛋白影像学；另一类是下游神经变性和损伤相关的生物标志物，如脑脊液 tau 蛋白水平（包括总 tau 和磷酸化 tau 蛋白）增高，PET 检查颞叶皮质葡萄糖代谢下降和结构 MRI 显示内侧颞叶、基底和外侧颞叶、内侧顶叶皮质不成比例的萎缩。

　　（2）血管性认知障碍（VaD）

　　VaD 的诊断需要具备以下三个核心要素。

　　1）认知损害：主诉或知情者报告有认知损害，而且客观检查也有认知损害的证据；客观检查证实认知功能较以往减退。

　　2）血管因素：包括血管危险因素、卒中病史、神经系统局灶体征、影像学显示的脑血管疾病证据，以上血管因素不一定同时具备。

　　3）认知障碍与血管因素有因果关系。

 一图读懂

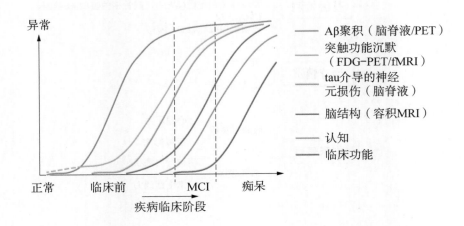

知识速记

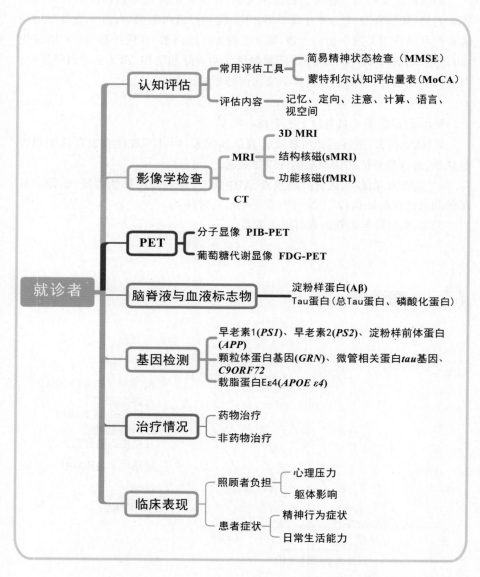

（潘锋丰　王莹　郭起浩）

1.8 Peter Ashley 先生的故事

一旦确诊认知障碍,我是不是就变得没有用了,没有独立生活的能力了?

2003 年,英国阿尔茨海默病协会在伦敦举办年会,担任大会议长的 Peter Ashley 先生是一位认知障碍患者。Ashley 先生自 2000 年起被诊断为路易体认知障碍。在得知诊断结果后,他没有放弃生活的希望或沉浸在悲伤之中,相反,他接受了全新的挑战,以积极、乐观、幽默的态度与疾病共存,并且决定用自己的力量帮助更多的认知障碍患者,让社会听到更多这一群体的声音、关注这一群体的生活。Ashley 先生积极参与英国阿尔茨海默病协会的工作。在 2003 年的年会期间,他不仅仅是活动的参与者,也扮演着认知障碍活动的组织者和倡导者的角色,他与来自英国各地的认知障碍患者一起参会并参与有关协会工作目标的讨论。此后,Ashley 先生作为受托人,参与发展了路易体协会(现已并入英国帕金森协会)。

2004 年,Ashley 先生又参与了英国国立卫生与优质照护研究所负责的认知障碍指南发展工作组,该指南已于 2007 年正式发表。为使认知障碍患者得到社会的尊重和理解,Ashley 先生在各类会议上做了 200 多场报告,并参与多项重要法案和文件的起草工作,他的事迹和乐观向上的精神在英国甚至整个欧洲广为人知。

Ashley 先生于 2015 年 11 月 12 日过世,他的好友,也是路易体协会的赞助人 Ashley Bayston 在纪念 Ashley 先生的悼词中写道:"我与 Ashley 先生初次见面是在 2007 年的一场演讲中,Ashley 先生讲述了自己患病后如何与路易体认知障碍共存,带病生活的经历,我深受感动。会后,Ashley 先生向我表达了对于成立路易体协会的喜悦之情和受到外界支持的感谢。在后来协会的活动中,无论是在伦敦还是在苏格兰,Ashley 先生从未缺席,并且积极参与协会活动,为协会贡献自己的想法和观点。Ashley 先生和他的夫人 Ann 的事迹激励和鼓舞着成千上万的认知障碍患者。"英国的路易体协会将 Ashley 先生的演讲录制成 DVD,并在 YouTube 上播放,越来越多的人可以倾听这一群体的声音。Ashley 先生和其他认知障碍患者的努力,使全世界越来越多的人改变了对认知障碍患者的错误印象并关注这一群体的权益。

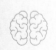

 延伸阅读

This is My Life
This is my life
And I don't give a damn for lost emotions
I've such a lot of love I've got to give
Let me live
Let me live
This is my life.
— *PETER JS ASHLEY*

2003年，英国阿尔茨海默病协会在伦敦举办年会，担任大会议长的Peter Ashley先生是一位认知障碍患者。

Ashley先生自2000年被诊断为路易体认知障碍后，积极参与英国阿尔茨海默病协会的工作。

2003年的年会除Ashley先生外，还有来自英国各地的认知障碍患者一起参会并参与有关协会工作目标的讨论。此后，Ashley先生作为受托人，参与发展了路易体协会（现已并入英国帕金森病协会）。

2004年，Ashley先生又参与了英国国立卫生与优质照护研究所负责的认知障碍指南发展工作组，该指南已于2007年正式发表。

　　为使认知障碍患者得到社会的尊重和理解，Ashley先生在各类会议上做了200多场报告，并参与多项重要法案和文件的起草工作。

　　Ashley先生于2015年11月12日过世，但他和其他认知障碍患者的努力，使全世界越来越多的人们改变了对认知障碍患者的错误印象并关注这一群体的权益。

（张曙映）

1.9　认知障碍照护的主要目标和内容

1.9.1　认知障碍照护的主要目标

依据学者 Martin 提出的早期认知障碍患者自我管理目标，可以从以下五个

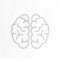

方面制定认知障碍照护的主要目标。

1）促进认知障碍患者与家庭的关系旨在明确家庭关系和谐的重要性，解决影响关系的问题，维持家庭功能的稳定。研究显示，认知障碍患者及其家属都表示明白家庭关系的重要性及当中所面临的挑战。认知障碍患者的家庭应当将其纳入家庭活动中。适当的社会支持有助于实现照护目标，进而增加患者的幸福感。有学者发现，认知障碍患者和家属照护者的良好沟通关系可以更好地帮助患者应对慢性疾病。保持患者日常生活的参与度对两者的关系十分重要。因此，照护的目的是应当让患者和照护者之间保持积极的支持关系，而不是让患者独立地做决定，因为这可能既不可行也无益处。

2）维持认知障碍患者积极的生活方式旨在维持患者已有的良好生活习惯，鼓励患者参与有意义的活动。以往的观点中，人们可能认为认知障碍患者不需要保持活跃或从事有意义或愉快的活动。但事实上，患者主要的生活方式对健康至关重要。积极生活的主要内容是让参与者体验愉快和有意义的活动，从积极心理学的角度来看，这有益于提高患者生活质量。研究显示，参与户外活动可以有益于患者对抗症状。

3）维护心理健康的目的是调节患者的低落情绪，减轻由此而造成的负面影响，提高其生活质量。认知障碍患者可能面临的心理健康问题包括不安全感、低自我效能感和低自尊，还有关于接受的问题。自我接纳是认知障碍患者的一种应对策略，特别是在早期阶段，用于改善心理健康。心理健康被证明对认知障碍很重要，尤其是负面影响可能会抑制注意力集中，加重认知障碍。因此，改善或维持心理健康对于认知障碍的自我管理、提高生活质量，以及帮助调整和减轻情感对认知过程的负面影响都非常重要。

4）采取措施应对记忆力减退、记忆受损导致的生活技巧和其他技巧的丧失。帮助患者学习包括生活技巧在内的应对记忆受损的技巧，有助于增强其应对能力，改善其低自尊及情绪问题。

5）获取认知障碍相关信息主要是向他人询问、与健康照护组织或专业人员交流，了解认知障碍发生发展、药物与非药物治疗、相关支持资源的信息。信息需求涵盖了不同主题，包括认知障碍是一种什么样的疾病、疾病进展的特征、预期功能损失、存在什么样的医疗和心理干预措施、资源（如经济利益）。

上述目标的制定源于患者角度，但是照护者的自我照护是照护者自我管理中不可分割的一部分。从照护者角度来看，认知障碍对其造成的影响不只是简单地增加了额外的照护任务，还需应对各种对其身心健康造成显著影响的照护相关应激，包括应对患者的 BPSD，处理照护所致焦虑、抑郁等负性情绪、睡眠障碍、社交受限和活动减少等。照护者特别是配偶照护者往往和患者共同生活在一起，两者的生活方式、情绪状态等因素都对各自的健康相互影响。加之认知障碍照护者属于慢性疾病发生发展的高危人群，因此，除了上述 Martin 提及的五个目标，认知障碍照护者的自我照护（对照护者自身现有疾病、健康行为、情绪状态等方面的健康管理）也应作为照护者自我管理的主要目标之一。这个内容在本书的第五部分会进行详细阐述。

1.9.2　认知障碍照护的主要内容

阿尔茨海默病协会（Alzheimer's association）将照护（caregiving）定义为"为满足他人的健康需求提供帮助"，通常包括协助完成吃饭、穿衣、洗澡等基本日常生活活动（activities of daily living，ADL），以及管理财务、完成家务、参加社交活动等复杂的工具性日常生活活动（instrumental activities of daily living，IADL）。世界卫生组织发布的国际功能、残疾与健康分类（International Classification of Functioning，Disability and Health，ICF）将照护提供者（personal care providers）定义为"提供帮助以协助他人完成日常生活，维持他人正常工作与学习活动者"，照护者可提供有偿或无偿的帮助。在家里或医院、养老院、日间照料中心等护理机构提供有偿护理的照护者称为正式照护者（formal caregiver），配偶、子女、朋友或邻居等无偿提供照护的人称为非正式照护者（informal caregiver）。

认知障碍患者的家庭成员提供的照护范围很广，在某些情况下甚至是包罗万象的。并且，认知障碍患者家属照护者往往比照护普通老年人的家属照护者或照护其他疾病的家属照护者提供更广泛的护理。例如，认知障碍患者的家属照护者更倾向于监测患者的健康状况、获取更多关于患者的保健或医疗护理。研究发现，患有认知障碍的老年人中有 77％接受至少一项日常生活活动或家庭活动的非正式帮助，而非认知障碍的老年人中只有 20％；近 40％的认知障碍患者接受三项或更多 ADL 的非正式帮助，非认知障碍患者的这一比例为 14％。

以下是 10 项认知障碍的家属照护者常为患者提供的照护任务。

1）帮助日常生活中的工具性活动如家务、购物、做饭、提供交通、安排医师预约、管理财务和法律事务，以及接听电话。

2）协助药物治疗包括对因治疗和对症治疗。通过提醒或直接给药帮助患者正确服药。

3）协助非药物治疗对于患者病程中高发的 BPSD，有研究表明，非药物治疗是首选干预措施。非药物治疗干预需要照护者的参与，并且照护者的协作能够起到有效作用。研究显示，照护者在 BPSD 和应对策略（如转移注意力、回避）方

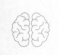

面知识和技能的掌握与患者 BPSD 的改善或消除密切相关。

4）参与患者的就医、诊疗决策，帮助患者坚持认知障碍或其他疾病的治疗。

5）协助患者个人日常生活活动，如洗澡、穿衣、梳洗和喂食，帮助患者行走、从床上转移到椅子上、使用厕所和管理尿失禁。

6）管理疾病的行为症状，如管理患者的激越行为、徘徊症、抑郁情绪、重复性活动和睡眠障碍等 BPSD。

7）寻找和使用支持服务，如支持小组和成人日间服务计划。

8）安排有偿居家、疗养院或辅助生活护理。

9）雇用和监督提供护理的其他人。

10）其他额外责任。额外的照护责任主要针对的是有其他基础疾病或处于认知障碍晚期的患者。例如：提供一天的全面管理；解决与照护有关的家庭问题，包括与其他家庭成员沟通有关护理计划、决策和安排主要照护者的喘息时间；管理其他健康状况（即"共病"），如关节炎、糖尿病或癌症；提供情感支持和安全感。

 一图读懂

认知障碍照护的主要目标

和谐家庭关系

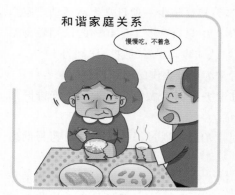

维护心理健康

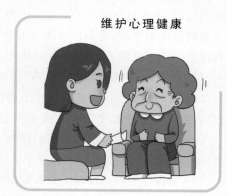

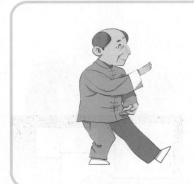

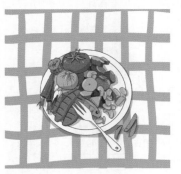

健康生活方式

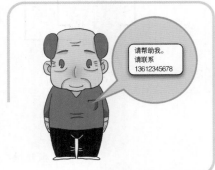

应对记忆改变

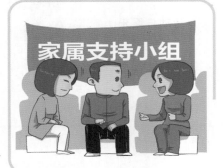

照护者照护知识的更新

认知障碍照护的主要内容

协助做好患者的药物治疗

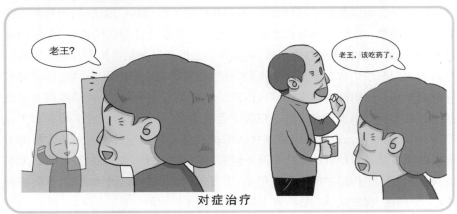

对症治疗

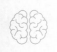

协助做好患者的非药物治疗

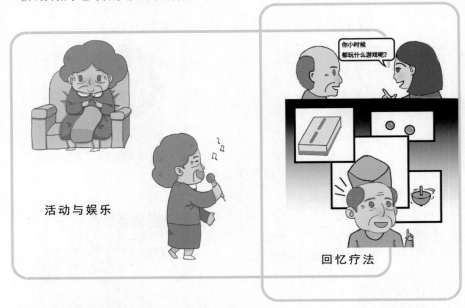

（张曙映）

1.10　对认知障碍患者及其家庭的支持与服务

在认知障碍漫长的病程中，认知障碍患者绝大多数时间是居住在社区，并由其家属照护。居家照护中，照护者会遇到各种关于疾病知识的疑问、药物和非药物治疗的困惑。由于认知障碍患者的照护是一项艰巨且持久的任务，在照护的过程中，照护者也会遇到各类困难，包括体力上的耗竭和精神压力。但认知障碍患者和他们的照护者并不是一座孤岛，社会保障体系、卫生服务系统、科研院校等政府和社会组织都在探索能够帮助这一群体的有效手段，为认知障碍患者及其家庭的幸福提供支持和帮助。相关学者认为，长期照护的形式主要有非正式照护（即家庭照护）、正式的居家或社区照护及机构照护三种。国内外常见的对居家的患者及其照护者的支持和服务包括日间照护机构、义工或家政人员、家属支持小组等。机构照护的类型有很多，主要包括老年公寓、团体之家、日间照护中心、护理院、福利院、敬老院、养老院、临终关怀机构等。

（1）居家照护和社区照护

居家照护包括日间照护中心、钟点保姆照护服务、全天保姆照护服务、上门健康照护服务等。社区照护是指在社区中提供适当程度的干预和支持，以使人们能获得最大的自主性，掌握自己的生活。与机构照护相比，居家照护和社区照护具有一定的优势，可以保持老年人与家属之间的情感联系，更有益于其身心健康。在上海，以居家为基础、社区为依托、机构为支撑，医养结合的养老服务格局日益完善。照护者可登录上海市综合为老服务平台或去居住地的街道社区事务受理服务中心和社区卫生服务中心了解详情。其中，居家养老服务包括：①社区综合为老服务中心提供的服务，如长者照护之家、日间照护中心、助餐点、护理站或卫生站等在内的"枢纽式"为老服务综合体，老年人足不出社区，基本上能够享受日托、全托、助餐、助浴、康复、护理等各种养老服务；②家庭养老支持项目，如家庭照护者培训、"老伙伴"计划、社区老年人睦邻点等老年志愿者组织，以及居家"适老性"改造项目；③老年大学、老年活动室，是老年人通过学习、娱乐、休闲、保持认知功能、改善生活质量的重要场所。

其他为老公共卫生服务有：①为65周岁以上老人的健康体检服务，针对辖区内65周岁以上、在居住地登记满半年以上的常住老年人，提供每年一次的免费基础健康体检服务，并根据老年人的健康状况，增加附加体检项目，建立老年人的健康档案；②肺炎疫苗接种、部分重大慢性疾病的免费筛查，以及社区健康自我管理小组；③居家医疗护理服务，服务内容包括含基本生活护理在内的基础护理、常用临床护理（如生命体征监测、导尿、鼻饲、灌肠、吸氧、血糖监测、口服给药、静脉血标本的采集等服务项目），由街道社区事务受理服务中心受理居家医疗护理服务的申请。

此外，老年人还可由所在社区的社区事务受理服务中心受理养老相关补贴的申请，包括：①《上海市老年综合津贴制度》；②困难家庭居家养老补贴，年满60周岁以上本市户籍老年人，经上海老年照护统一需求评估确定不同的照料等级后，按照属地化原则，取得相应等级的服务补贴；③高龄老年人医疗护理计划；④长期护理保险，年满60岁及以上，职工医保人员中已按照规定办理申领城镇职工基本养老金手续的人员和居民医保人员，经上海老年照护统一需求评估、失能程度达到评估等级2～6级且在评估有效期内的长期护理保险参保人员，可以到附近的街镇社区事务中心申请办理，享受长期护理保险待遇。

（2）长期照护机构

大多数文献研究将长期照护定义为政府或民间的有系统形式的组织或机构

提供的专业性长期照护服务,这些长期照护机构可以在较长时间内为老年人提供生活照护、康复护理、精神慰藉等综合性、专业化服务,以便提高老年人生活质量。长期照护服务涵盖整个国家的长期照护体系,目前长期照护服务的职能部门是我国的国家卫生健康委员会,养老服务职能部门是民政部门,两者在全国老龄工作委员会的全面领导下,分工协作,共同开展养老过程的医疗服务和社会支持服务。我国针对认知障碍患者的专业照护机构主要包括养老机构、医疗机构、老年护理院和康复机构等。在这些机构中,服务是由受过培训的专业照护者(也称正式照护者)提供。在这些机构服务的专业照护者其护理任务是根据专业资格规定的、须持有相关执照的,他们均签署了正式合同,合同中规定了明确的护理职责,这些机构也由国家相关机构管理。

照护者在选择机构时可以参考的标准包括:①全国《养老机构等级划分与评定》。由国家市场监督管理总局、国家标准化管理委员会于 2019 年发布,对养老机构等级划分与评定提出 102 条要求,从环境、设施设备、运营管理和服务四个方面对养老机构进行评价。②上海市《上海市养老机构服务收费管理办法》。上海市发展改革委等于 2016 年印发,对养老机构服务收费实行分类管理。在上海的认知障碍患者及其家属还可以通过上海市服务平台对本行政区内的养老机构、护理院、照护之家进行查询,在选择长期照护机构时,认知障碍照护者可以参考相关政策文件和标准,选择符合国家标准的专业合规机构。

（3）其他社会组织和志愿服务

除了上述政府部门和营利性机构,近年来,随着社会公众对认知障碍的关注度日益提升,许多社会公益组织也发展起来。这些公益组织通常由志愿者或非营利性组织自发形成,旨在向认知障碍患者及社会大众传播疾病知识,向患者及其家属提供信息和支持,帮助社会消除对认知障碍的误解。

1)"认知症好朋友"行动。"认知症好朋友"是由"记忆健康360工程"倡导发起、志愿者导向的社会行动。该组织旨在通过鼓励人们主动了解认知障碍给个体和家庭带来的影响,消除恐惧、病耻和歧视,创建一个认知障碍友好社会,让全国几千万受认知障碍影响的个体及其家庭成员,继续享有生命的愉悦和尊严。认知障碍患者和照护者可以通过官方网站、微信公众号"认知障碍好朋友"了解该组织的更多信息。

2)"忘不了餐厅"线下实体店。"忘不了餐厅"是国内首档关注认知障碍的纪录观察类公益节目,2019—2020 年连续两季成为当年豆瓣最高分节目,同时荣获了第八届中国网络视听大会"年度网络综艺节目"等多项公益传播类节目大奖。节目是由明星店长黄渤等人带领认知障碍老人经营一家餐厅，让认知障碍老人作为服务员做一些力所能及的工作。第二季节目收官之后，"忘不了餐厅"线下实体店落户上海。餐厅旨在承载公益倡导、科普传播等功能，作为独立公益项目运营。餐厅实施"忘不了餐厅老年店员服务招募计划"，长期为包括阿尔茨海默病在内的认知障碍老人提供工作岗位，为他们创造与外界真实交流沟通的机会，提供非药物治疗干预的方式与场景，让老人通过自己的服务劳有所获，实现自我价值。可以通过微信公众号"食刻忘不了餐厅上海店"了解更多详情。

3）家属支持小组。家属支持小组是美国阿尔茨海默病协会下属的照护中心（Caregiver Center）给出的概念。在国外，家属支持小组是由受过专业训练的人员负责，是一个令照护者及家庭感到安全的场所。例如，美国的阿尔茨海默病协会面向公众开放网站和求助热线。可以通过输入编码查找身边这样的组织。家属支持小组的主要服务对象是照护居家认知障碍患者的家属、家庭与朋友。家属支持小组的作用包括：①准确传播与提供患者的家庭所需的知识与信息；②有效的医患沟通；③多交流、找规律、适应患者的改变；④延缓病情、理性面对患者病情发展；⑤同伴支持与心理疏导；⑥平衡照护与自我健康；⑦探讨最佳照护资源配置；⑧公众和政策制定者能够听到照护者和患者的声音。此外，在家属支持小组活动中，照护者经常讨论的十大认知障碍照护相关的宣教内容包括：①认知障碍的十大早期症状；②健忘，认知障碍与阿尔茨海默病；③脑和身体健康与健康生活方式；④最新阿尔茨海默病与认知障碍研究；⑤怎么与早期患者相处和生活；⑥理解与应对认知障碍相关行为；⑦有效的沟通技巧；⑧怎么与中期患者相处和生活；⑨怎么与晚期患者相处和生活；⑩理解家属照护者的选择。在国际上，家属支持小组是公认的进养老院之前的让家属和患者得到更好的照护的组织。在英国有患者支持联合会，目的是让公众和政策制定者听到患者的声音。目前中国已经是全球最多的阿尔茨海默病患者数的国家，在病情进展的过程中，家属需要这样一个组织来抱团取暖，学习如何过健康的生活，探讨有效的方法。

 一图读懂

对认知障碍患者及其家庭的支持与服务

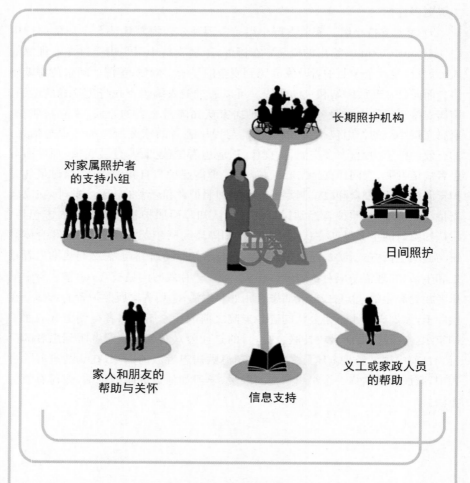

长期照护机构

对家属照护者
的支持小组

日间照护

家人和朋友的
帮助与关怀

信息支持

义工或家政人员
的帮助

图片摘自Medical illustration [or image] courtesy of Alzheimer's Disease Research, a Bright Focus Foundation program. http://www.brightfocus.org/alzheimers/，并已获作者同意。

看 图 问 答

什么是家属支持小组

家属支持小组的主要服务对象是照护居家认知障碍患者的家属、家庭与朋友。家属支持小组由受过专业训练的人员负责，是一个令照护者及家庭感到安全的场所。

家属支持小组作用

（1）准确传播与提供患者的家庭所需的知识与信息。

（2）有效的医患沟通。

（3）多交流、找规律、适应患者的改变。

（4）延缓病情、理性面对患者病情发展。

（5）同伴支持与心理疏导。

（6）平衡照护与自我健康。

（7）探讨最佳照护资源配置。

（8）公众和政策制定者能够听到照护者和患者的声音。

认知障碍的十大早期症状	健忘，认知障碍与阿尔茨海默病
脑和身体健康与健康生活方式	最新阿尔茨海默病与认知障碍研究
怎么与早期患者相处和生活	理解与应对认知障碍相关行为
有效的沟通技巧	怎么与中期患者相处和生活
怎么与晚期患者相处和生活	理解家属照护者的选择

家属支持小组活动中最常讨论的十大主题 ➡

（张曙映）

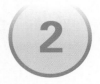

认知障碍的药物治疗及常见问题

由于大部分认知障碍家属照护者没有接受过专业的医学教育,在照护患者的过程中,照护者往往会产生一系列问题。其中,认知障碍的药物和非药物治疗通常是家属照护者关注和提问的重点。本章对认知障碍患者及其照护者的常见药物治疗问题进行了总结,供读者参考。

2.1 认知障碍的药物治疗

照护者往往希望家人可以服用最为有效的治疗药物,因此常常会对治疗药物的选择存在疑问。认知障碍的治疗分为病因治疗、对症治疗和辅助治疗,具体的治疗包括胆碱酯酶抑制剂、兴奋性氨基酸受体拮抗剂、其他药物等。认知障碍的分类不同、同一类型认知障碍的分期不同,同一类型、同一时期认知障碍患者的身体情况、症状变化、治疗效果也可能不一样,针对每位患者的不同情况,建议咨询专科医师,确定最佳的治疗方案。

2.1.1 常见的治疗药物简介

认知障碍的经典治疗药物包括胆碱酯酶抑制剂、兴奋性氨基酸受体拮抗剂两大类,属于一线治疗药物,大量的药物临床试验证实这两类药物在改善患者认知水平、日常生活活动能力等方面有效,目前在临床中广泛应用。

常见的治疗药物

(1)胆碱酯酶抑制剂

在《中国痴呆与认知障碍》诊疗指南中,推荐诊断为 AD 的患者可以选用胆碱酯酶抑制剂治疗,属于指南中的 A 级推荐。记忆与脑内的乙酰胆碱含量有关。因脑细胞的变性,认知障碍患者的乙酰胆碱减少。胆碱能缺失学说认为乙酰胆碱缺失使 AD 患者认知功能下降,记忆能力丧失。胆碱酯酶(ChE)会降解乙酰胆碱,导致乙酰胆碱的缺失、神经信号传递失败。

目前现有 4 种胆碱酯酶抑制剂包括多奈哌齐(安理申)、卡巴拉汀(艾斯能)、加兰他敏和石杉碱甲。多奈哌齐为选择性脑内乙酰胆碱酯酶抑制剂,对外周乙酰胆碱酯酶的作用少；卡巴拉汀为乙酰胆碱酯酶和丁酰胆碱酯酶双向抑制剂；加兰他敏有抑制胆碱酯酶和调节突触前隙烟碱受体发生变构的作用，减少乙酰胆碱重摄取，增加突触间隙内乙酰胆碱含量；石杉碱甲为选择性胆碱酯酶抑制剂。4种胆碱酯酶药物的活性存在差异，因此使用胆碱酯酶抑制剂治疗 AD 时，如使用一种药物治疗无效或因不能耐受药物不良反应停药时，可以换用其他胆碱酯酶抑制剂治疗，仍能获得一定疗效。

关于血管性认知障碍的治疗，胆碱酯酶抑制剂同样可用于治疗血管性认知障碍和 AD 伴血管性认知障碍的治疗，属于指南中的 A 级推荐。对于患有帕金森病认知障碍和路易体认知障碍的患者，可以选用多奈哌齐、卡巴拉汀进行认知功能的治疗，也可以改善部分帕金森病认知障碍的行为精神症状，属于指南中的 B 级推荐。

不同的胆碱酯酶抑制剂间可转换治疗，已有临床研究报道，多奈哌齐治疗无效或不能耐受不良反应停药的患者，换用卡巴拉汀继续治疗仍有效。

卡巴拉汀（利斯的明）透皮贴剂为一种胆碱酯酶抑制剂，其治疗阿尔茨海默病在改善认知功能、总体印象和日常生活能力的疗效确切（Ⅰ级证据），且对精神行为异常也有改善作用。

贴剂治疗的起始剂量为 4.6 mg/24 h，每日一贴。至少治疗 4 周后，如果耐受性良好，剂量应由 4.6 mg/24 h、每日一次增加至 9.5 mg/24 h、每日一次（每日推荐有效剂量）。9.5 mg/24 h 贴剂治疗可获得最佳维持效果，其认知和总体获益与 12 mg/d 的卡巴拉汀口服胶囊相当，但胃肠道不良反应发生率仅为胶囊的 1/3。使用方法为每日一次贴于上背或下背、上臂或胸部的清洁、干燥、无毛、无破损的皮肤处。

大多数患者具有较好的耐受性，部分患者可能出现皮疹、恶心、呕吐、腹泻等不良反应，但胃肠道反应发生率总体比口服药物更少。

该类药物治疗存在明显的量效关系，剂量增高，疗效亦增加。透皮贴剂因其独特的剂型，使其比口服药物具有更好的耐受性和依从性，更易达到治疗剂量，因此可实现更好的治疗效果。适合不便口服和口服不依从的患者，或者有消化道病史的患者，其不经过肝脏代谢，更适合合并疾病较多的老年人。

（2）兴奋性氨基酸受体拮抗剂

N-甲基-D-天冬氨酸受体（N-methyl-D-aspartic acid receptor），在神经系统发育过程中发挥重要的生理作用，如调节神经元的存活，调节神经元的树突、轴突结构发育及参与突触可塑性的形成等。在 AD 患者的大脑内，兴奋性氨基酸的含量降低，N-甲基-D-天冬氨酸（N-methyl-D-aspartic acid，NMDA）受体处于持续的激活状态，导致认知功能受损，引发钙超载等，导致神经元的结构破坏和死亡。

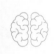

盐酸美金刚是 N-甲基-D-天冬氨酸受体拮抗剂的代表,该药是一类对中、重度阿尔茨海默病疗效确切的药物,可有效改善患者的认知功能、整体能力、日常生活能力,对中重度 AD 患者表现的妄想、激越等精神行为异常有一定治疗作用。目前,指南中推荐明确诊断为中、重度 AD 患者可以选用美金刚或美金刚与多奈哌齐、卡巴拉汀联合治疗,对出现明显行为精神症状的重度 AD 患者,尤其推荐胆碱酯酶抑制剂与美金刚联合使用,属于 A 级推荐。在血管性认知障碍的治疗中,中重度患者也可以选用美金刚进行治疗,在指南中属于 B 级推荐,需要医师根据患者的具体情况选择。患有帕金森病认知障碍和路易体认知障碍的患者也可以选用美金刚治疗,在指南中属于 B 级推荐。

（3）联合用药

上文提到,胆碱酯酶抑制剂和美金刚的作用机制不同,那么如果这两种药物联合使用,是不是可以得到更好的治疗效果呢? 研究证实,胆碱酯酶抑制剂(如多奈哌齐)与美金刚联合用药治疗中重度阿尔茨海默病的临床获益优于单用胆碱酯酶抑制剂。两药合用可以有效改善患者认知功能及日常生活活动能力,且与单独使用胆碱酯酶抑制剂相比,并不增加不良反应发生率。因此,在患者的认知障碍进展到中重度阶段,可以同时服用胆碱酯酶抑制剂和美金刚以达到更好的治疗效果。

（4）甘露特钠胶囊

甘露特钠胶囊的商品名是九期一,是全新的寡糖类药物,其作用机制是通过重塑肠道菌群,降低外周的代谢产物苯丙氨酸/异亮氨酸的积累,进而降低外周促炎性辅助性 T 淋巴细胞(Th1)的分化和增殖,降低脑内外周免疫细胞的浸润及小胶质细胞的活化,从而抑制脑内神经炎症,同时可减少 Aβ 的沉积和 tau 蛋白的磷酸化,改善认知障碍,达到治疗认知障碍的目的。此外,甘露特钠可以通过葡萄糖转运蛋白的转运透过血脑屏障,进入脑内。分子实验证明甘露特钠可以在分子水平,与 $Aβ_1 \sim Aβ_{42}$ 三大功能区的 13 个氨基酸位点结合,从而可以靶向 Aβ 的多个位点、多个片段与多个状态(单体、寡聚体、纤丝),有效抑制 Aβ 聚集,也可以使已经聚集的 Aβ 发生解聚。动物体内实验显示甘露特钠可以明显减少转基因动物脑内 Aβ 沉积。在中国进行的一项评估甘露特钠治疗轻、中度阿尔茨海默病的有效性和安全性的 Ⅲ 期临床研究表明,在 36 周的观察期内,甘露特钠可持续稳健地改善患者的认知功能,在服用 12 周后改善更明显,在第 36 周时患者的改善达到最大,阿尔茨海默病认知评估量表(ADAS-Cog12)在治疗组与对照组之间的差值达到 2.54 分(有非常明显的显著性差异)。

（5）其他药物

除了上述治疗药物,国内外学者还在积极探索认知障碍的其他药物治疗手段,如中药、吡拉西坦、茴拉西坦、奥拉西坦等。认知障碍治疗指南中提到,银杏叶制剂、脑蛋白水解物、西坦类药物等也可作为上述胆碱酯酶抑制剂或兴奋性氨基酸受体拮抗剂治疗 AD 患者的协同治疗药物,但必须和患者及家属照护者解释治疗的可能益处和可能风险。

传统中药是中华民族的国之瑰宝,中药的有效成分较多,往往可以作用于多个药物靶点,作用机制较为广泛。因此,许多学者将认知障碍治疗寄希望于中药疗法,不断探索中药对于改善认知功能的作用,认知障碍患者的家人也会关注保健品和中药的辅助治疗作用(如银杏叶提取物、丹红、红花、丹参、细辛汤等)。有较多研究开展了对银杏叶提取物的药物临床研究。研究显示,银杏叶提取物对改善认知障碍、多发梗死性认知障碍和轻度认知障碍患者的认知功能、日常生活活动能力有效,对于改善患者的行为精神症状也有一定的疗效,总之,银杏叶提取物对延缓患者的病情发展起到一定辅助作用。此外,还有研究报道了中药尾草提取物、何首乌磷脂前体等中药对改善轻度认知障碍的作用,但这些研究设计存在样本量小、验证报道少等问题。目前中药提取物用于认知障碍还缺少循证医学的证据,相关结论需要通过多中心、大样本的研究进行进一步验证。

 一图读懂

阿尔茨海默病的药物治疗

① 多奈哌齐、卡巴拉汀、加兰他敏治疗轻至中度AD患者改善认知功能、总体能力和日常生活活动能力的疗效确切。

② 明确诊断为中重度AD患者可以选用美金刚或美金刚与多奈哌齐、卡巴拉汀联合治疗。

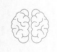

血管性认知障碍的药物治疗

① 多奈哌齐、卡巴拉汀、加兰他敏对改善患者的认知功能和日常生活活动能力有一定疗效。

② 胆碱酯酶抑制剂（多奈哌齐）可用于轻中度患者的治疗，美金刚可能对轻中度患者的治疗有效。

③ 还应通过抗高血压、抗血小板、控制糖尿病及调节血脂等措施，有效控制各种血管性危险因素。

路易体认知障碍和帕金森病认知障碍的药物治疗

① 路易体认知障碍和帕金森病认知障碍共同的神经病理基础是皮质及皮质下大量的路易小体形成。目前两者的治疗均为对症治疗，包括针对认知功能障碍、精神行为症状及运动障碍的治疗。

② 多奈哌齐、卡巴拉汀、加兰他敏可改善路易体认知障碍患者的认知功能，不同程度地减轻患者的行为精神症状。

③ 卡巴拉汀可改善帕金森病认知障碍患者的注意力、记忆力和执行功能，对行为精神症状也有不同程度的改善。

（潘锋丰　郭起浩）

2.1.2　认知障碍治疗药物的选择

为了让家人得到最有效的治疗,在选择治疗药物时,认知障碍患者及其家属往往会多方打听,通过上网查询、询问病友等方式获取信息。有些家属听说病友服用的药物具有比较好的治疗效果,就盲目跟风换药,反而停用了医师开具的处方药,这种行为是不可取的。药物的选择和更换一定要到正规医院,由医师开具处方后,患者按照处方规律服用治疗药物,切忌自行根据他人或网络上建议选择治疗药物,或随意停药、换药。

例如,部分血管性认知障碍患者可能会服用活血化瘀中成药或改善微循环的药物(如丁苯酞)进行辅助治疗。但这并不意味需要停用多奈哌齐等胆碱酯酶抑制剂。胆碱酯酶抑制剂(如多奈哌齐)可用于治疗血管性认知障碍,是改善患者的认知功能和日常生活活动能力的药物。认知障碍的类型除常见的阿尔茨海默病、血管性认知障碍以外,还包括帕金森病认知障碍、路易体认知障碍等。不同类型认知障碍的治疗药物存在一定的差异,比如卡拉巴汀是治疗帕金森病认知障碍的最佳选择。而额颞叶变性认知障碍不推荐使用胆碱酯酶抑制剂。所以,应建议患者遵照医嘱服用药物,切忌随意更换治疗药物。

除了阿尔茨海默病、血管性认知障碍、帕金森病认知障碍、路易体认知障碍等需要药物治疗,其他治疗手段也用于某些特殊的认知障碍。例如,正常颅压脑积水导致的认知障碍可行脑室脑脊液分流术治疗,但风险收益比需要对患者进行个体化评估。亨廷顿病性认知障碍、克-雅病性认知障碍、皮质基底节综合征尚无有效的治疗方法,临床主要是对症治疗。其他代谢或感染类疾病导致的认知障碍主要是对原发病的治疗。如代谢性障碍认知障碍中补充维生素 B_1、烟酸、维生素 B_{12}、叶酸等为所缺物质。肝豆状核变性的驱铜治疗。梅毒晚期麻痹性认知障碍的青霉素抗梅毒治疗。高效抗反转录病毒疗法可降低 HIV 性认知障碍并发症的发生率。

看 图 问 答

听说多奈哌齐和美金刚都不错，他的情况适合配哪种药？

患有
认知障碍

家属

认知障碍的治疗分为病因治疗、对症治疗、辅助治疗。认知障碍的分类不同、同一类型认知障碍的分期不同，同一类型、同一时期认知障碍患者的身体情况、症状变化、治疗效果也可能不一样，建议咨询专科医师，确定最佳的治疗方案。

专家解惑

① 记忆与脑内的乙酰胆碱含量有关。因脑细胞的变性，认知障碍患者的乙酰胆碱减少。胆碱能缺失学说认为乙酰胆碱缺失使AD患者认知功能下降，记忆能力丧失。胆碱酯酶（ChE）会降解乙酰胆碱，导致乙酰胆碱的缺失、神经信号传递失败。而多奈哌齐、卡巴拉汀、加兰他敏和石杉碱甲是一类胆碱酯酶抑制剂。

② 盐酸美金刚是N-甲基-D-天冬氨酸受体拮抗剂的代表，该药是一个对中重度阿尔茨海默病疗效确切的药物，可有效改善患者的认知功能、整体能力、日常生活活动能力，对中重度阿尔茨海默病患者表现的妄想、激越等精神行为异常有一定治疗作用。

看 图 问 答

患有
阿尔茨海默病

家属

年纪大了，服药会不会对身体不好？
可否吃一些维生素类保健品或服中药调理？

维生素类保健品或一些中药（如丹红、红花、丹参、细辛汤）是否可以帮助延缓AD进程尚无定论。银杏叶提取物对延缓患者的病情发展只能起到辅助作用，要想控制病情进展，还是要坚持规律地服用胆碱酯酶抑制剂等对因治疗药物。

改用多奈哌齐后每月药费明显增多了，可不可以换回之前用的茴拉西坦？

患有
血管性认知障碍

多奈哌齐和茴拉西坦的适应证是有差异的。多奈哌齐可用于治疗血管性认知障碍，是改善患者的认知功能和日常生活活动能力的药物。茴拉西坦主要用于治疗脑血管疾病后的记忆减退，属于辅助治疗药物。因此，建议服用多奈哌齐一段时间以观察疗效。

专家解惑

胆碱酯酶抑制剂（多奈哌齐、卡巴拉汀、加兰他敏）和兴奋性氨基酸受体拮抗剂（美金刚）均为治疗性药物。

银杏叶制剂、脑蛋白水解物、奥拉西坦或吡拉西坦等可作为上述胆碱酯酶抑制剂或兴奋性氨基酸受体拮抗剂治疗AD患者的协同治疗药物，且须和患者及家属照护者解释治疗益处和可能风险。

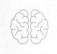

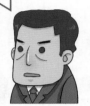

可不可以手术治疗？

患有
正常颅压脑积水

家属

专家解惑

　　正常颅压脑积水可行脑室脑脊液分流术治疗，但风险收益比需要做患者个体化评估。

　　亨廷顿病性认知障碍、克-雅病性认知障碍、皮质基底节综合征尚无有效的治疗方法，临床主要是对症治疗。

　　其他代谢或感染类疾病导致的认知障碍主要是对原发病的治疗。如代谢性障碍认知障碍中补充维生素B_1、烟酸、维生素B_{12}、叶酸等所缺物质。肝豆状核变性的驱铜治疗。梅毒晚期麻痹性认知障碍的青霉素抗梅毒治疗。高效抗反转录病毒疗法可降低HIV性认知障碍并发症的发生率。

2.1.3 认知障碍药物的用法与疗程

认知障碍药物一般需要严格按照医师的处方服用,但由于个体对药物的耐受和反应存在差异,在用药过程中可能需要根据具体情况与医师沟通,及时调整用药。由于患者认知功能的改变可能影响服药行为,因此监督患者服药的工作就落在了家属身上。在协助、监督患者进行药物管理的过程中,家属也会遇到一些疑问,本节汇总了一些常见问题。

（1）服药方式

一些家属会询问关于服药具体方式的问题,比如是嚼服还是用水送服,是饭前服用还是饭后服用。由于药物的制剂存在一定差异,此类问题需要根据情况具体分析。例如,多哌奈齐是白色薄膜衣片,可以嚼碎。建议家属帮助患者服药前,先看药物说明书,如果说明书上说该药属于肠溶制剂、缓释制剂,就不能让患者嚼碎,也不能帮患者掰开或研碎服用。关于药物应该在饭前服用还是在饭后服用,家属也需要根据药物的具体情况选择服用方式。

看 图 问 答

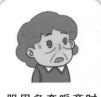

服用多奈哌齐时总是把药嚼碎

这样会不会影响疗效?

家属

专家解惑

多奈哌齐是白色薄膜衣片,可以嚼碎。建议家属帮助患者服药前,先看药物说明书,如果说明书上说该药属于肠溶制剂、缓释制剂,就不能让患者嚼碎,也不能帮患者掰开或研碎服用。

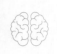

（2）服药疗程

很多患者和家属常问的问题是关于用药疗程的，有些患者在服药几个月后，症状还没有明显缓解，这个时候是不是应该换药？例如，患者服用多奈哌齐片剂的初始剂量为 5 mg，每日一次，睡前服。一个月后，根据病情可增至 10 mg，3～6个月为一疗程。服用胆碱酯酶抑制剂 1～5 年内有延缓认知障碍进程的作用，且延缓进程的作用和疗效成正比。因此，建议服用多奈哌齐 3～6 个月后去医院评估治疗效果，如果有效，建议长期服用。卡巴拉汀服用的初始剂量为每次 1.5 mg，2 次/日，如果患者服用 4 周后，对此剂量耐受好，可加量至每次 3 mg，2次/日，与早、晚餐同服。最大剂量每日 12 mg。盐酸美金刚服用的最大剂量为 20 mg，在治疗的前 3 周应按每周递增 5 mg 剂量的方法逐渐达到维持剂量。

规律用药是疗效的保障。但是在实际生活中，难免会出现一些计划之外的变动可能影响患者的用药。例如，服用卡巴拉汀常见胃肠道、疲乏、头晕等不良反应，且不良反应的发生与剂量的多少关系密切。因此，为减少不良反应的发生，建议如果卡巴拉汀停药超过 3 天，应该以最低每日剂量重新开始治疗。有些患者因为旅游或到外地避暑等，带去的卡巴拉汀服完后，不得不断药好几天，回家后家属代配药时，应建议以最低每日剂量重新开始治疗，并向家属解释原因。

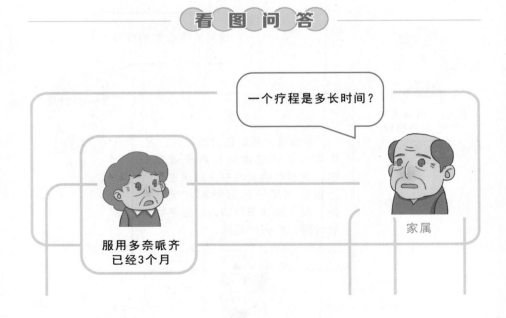

专家解惑

　　服用多奈哌齐的初始剂量为5mg，每日一次，睡前服。

　　一个月后根据病情可增至10mg，3～6个月为一疗程。服用胆碱酯酶抑制剂1～5年内有延缓认知障碍进程的作用，且延缓进程的作用和疗效成正比。

　　因此，建议服用多奈哌齐3～6个月后去医院评估治疗效果，如果有效，建议长期服用。

（3）药物更换

　　患者在遵照医嘱服药几个疗程后，症状仍然在加重，医师会考虑更换药物进行治疗。有时患者家属会对更换的药物有疑问。比如有患者服用多奈哌齐无效后，医师为其更换了卡巴拉汀治疗。家属会担心这两种药物都属于胆碱酯酶抑制剂，吃了一个不管用，再换同一类药会不会同样无效。虽然多奈哌齐和卡巴拉汀两种药物都属胆碱酯酶抑制剂，但两种药物治疗认知障碍的作用机制和药物活性存在差异。在使用多奈哌齐无效、换用卡巴拉汀继续治疗的患者中，约56.2%可获得较好的疗效。也有的患者用某一胆碱酯酶抑制剂治疗，出现不良反应且不能耐受时，可根据患者的病情和出现不良反应的程度，选择停药或换其他胆碱酯酶抑制剂治疗，并在治疗过程中指导家属观察患者可能出现的不良反应。

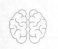
看 图 问 答

认知障碍药物的停药与换药

在服用卡巴拉汀

每年夏天会和他一起去国外亲戚家避暑3个月。带去的卡巴拉汀服完后，可否断药几天、回来以后再继续服药？

家属

专家解惑

　　服用卡巴拉汀常见胃肠道、疲乏、头晕等不良反应，且不良反应的发生与剂量的多少关系密切。因此，为减少不良反应的发生，建议如果卡巴拉汀停药超过3天，应该以最低每日剂量重新开始治疗。即以每次1.5mg、每日2次，服用4周后耐受良好，可增至每次3mg、每日2次，再服用至少4周后，如耐受良好，则可逐渐增至每次4.5mg、每日2次。该药最大推荐剂量为每次6mg、每日2次。

这两种药属于同一类药，吃了一种不管用，为什么换药要换同一类药？

服用多奈哌齐6个月，症状没有改善，医师给换了卡巴拉汀治疗。

家属

专家解惑

多奈哌齐和卡巴拉汀都属胆碱酯酶抑制剂，但两种药物治疗认知障碍的作用机制和药物活性存在差异。在使用多奈哌齐无效、换用卡巴拉汀继续治疗的患者中，约56.2%可获得较好的疗效。

如患者用某一胆碱酯酶抑制剂治疗，出现不良反应且不能耐受时，可根据患者的病情和出现不良反应的程度，选择停药或换其他胆碱酯酶抑制剂治疗，并在治疗过程中（指导家属）观察患者可能出现的不良反应。

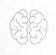

2.1.4 合并其他基础疾病的用药注意事项

认知障碍患者认知功能受损的表现虽然主要涉及认知减退、精神行为症状、日常生活活动能力受损三方面,但每个人的症状和病情变化各异,每个家庭的照护环境对患者的影响也不同。绝大多数认知障碍患者为老年人,除了认知障碍,患者很可能同时患有其他躯体疾病,存在多病共存的情况。认知障碍合并其他躯体疾病,使老年人的治疗和照护问题变得复杂。在面临这种情况时,就需要患者在就诊时向医师报告自己的疾病史和现患疾病,医师会根据个体情况为患者选择药物。以下为几类常见的合并症用药问题。

（1）合并糖尿病或高血压

老年患者常合并其他常见慢性病,如高血压、糖尿病等,需要同时服用一些常用的处方药,如抗糖尿病药物、氨氯地平、钙通道阻滞剂、抗心绞痛药物、止痛药或地西泮等。相关资料显示,卡巴拉汀和这些常用处方药联用,未发生与临床相关的不良反应,可以放心服用。

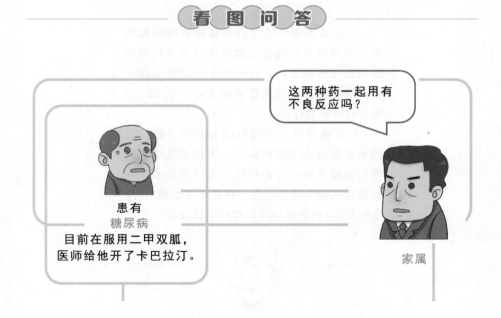

专家解惑

　　老年患者常合并其他常见慢性病，需要同时服用一些常用的处方药，如抗糖尿病药、氨氯地平、钙通道阻滞剂、抗心绞痛药物、止痛药或地西泮等。

　　卡巴拉汀和这些常用处方药联用，未发生与临床相关的不良反应，可以放心服用。

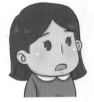

家属

这两种药一起用有不良反应吗？

患有
高血压
目前在服用氨氯地平，医师给她开了卡巴拉汀。

（2）合并肝硬化

　　根据卡巴拉汀的说明书，轻、中度肝功能受损患者不必调整剂量，但需要根据患者的耐受情况调整剂量。严重肝功能受损的患者禁用卡巴拉汀。因此，需要根据患者的肝功能检查结果，确定是否可以服用卡巴拉汀。

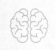

看 图 问 答

能否服用卡巴拉汀？

患有
肝硬化

家属

专家解惑

根据卡巴拉汀的说明书，轻、中度肝功能受损患者不必调整剂量，但需要根据患者的耐受情况调整剂量。严重肝功能受损的患者禁用卡巴拉汀。因此，需要根据患者的肝功能检查结果，确定是否可以服用卡巴拉汀。

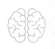

（3）合并肾病

有些认知障碍患者存在肾功能问题，美金刚主要经肾脏代谢，给予美金刚治疗前应检查患者的肾功能指标，比如根据血肌酐的数值，计算患者的肌酐清除率水平。轻度肾功能损害[肌酐清除率为(50～80) mL/min]的患者无须调整剂量。中度肾功能损害[肌酐清除率为(30～49) mL/min]的患者，应从起始剂量5 mg/d 起，增至 10 mg/d，用药 7 日后如可以耐受，可增至 20 mg/d。但重度肾功能损害(肌酐清除率小于 30 mL/min)时，推荐剂量为 10 mg/d。

看 图 问 答

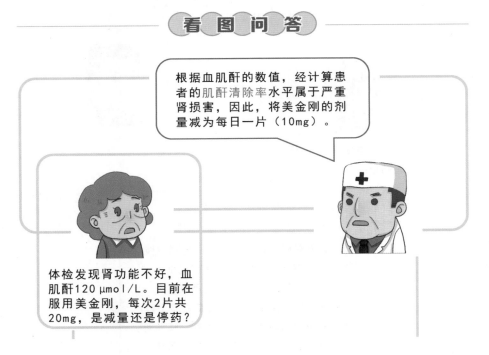

（4）合并心脏病

由于胆碱酯酶抑制剂可使心率减缓，如有认知障碍患者存在心动过缓、窦房或房室传导阻滞，患者应该及时告知医师，谨慎选择用药。

（5）合并流行性感冒

流行性感冒在中国以冬春季多见，临床表现以高热、乏力、头痛、咳嗽、全身肌肉酸痛等全身中毒症状为主。流感病毒容易发生变异，传染性强，人群普遍易感，发病率高。对于认知障碍患者而言，值得注意的是，美金刚和含有右美沙芬、金刚烷胺成分的感冒药同属 NMDA 受体拮抗剂，如果合用，会增加和加重药物

的不良反应。白加黑、新康泰克、日夜百服宁等都含有氢溴酸右美沙芬,快克、仁和可立克等含有复方氨酚烷胺成分。因此,美金刚不可以和这类感冒药一起服用,建议患者用抗感冒药前应咨询专科医师。

看 图 问 答

可不可以给患者服用抗感冒药?

服用美金刚
服药期间着凉感冒了

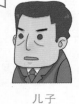

儿子

专家解惑

　　美金刚和含有右美沙芬、金刚烷胺成分的感冒药同属NMDA受体拮抗剂,如果合用,会增加和加重药物的不良反应。

　　白加黑、新康泰克、日夜百服宁等都含有氢溴酸右美沙芬,快克、仁和可立克等含有复方氨酚烷胺成分。因此,美金刚不可以和这类感冒药一起服用,建议患者用抗感冒药前应咨询专科医师。

（6）合并痛风

美金刚主要经肾脏代谢,尿液呈碱性时,美金刚的肾脏清除率会下降到正常水平的 1/9～1/7,这会增加美金刚的血药浓度。因此,如果患者在服用美金刚期间发生痛风,服用碱化尿液的药物如碳酸氢钠片时,应咨询专科医师,将美金刚的剂量减低,家属也应观察患者的情况并及时反馈。

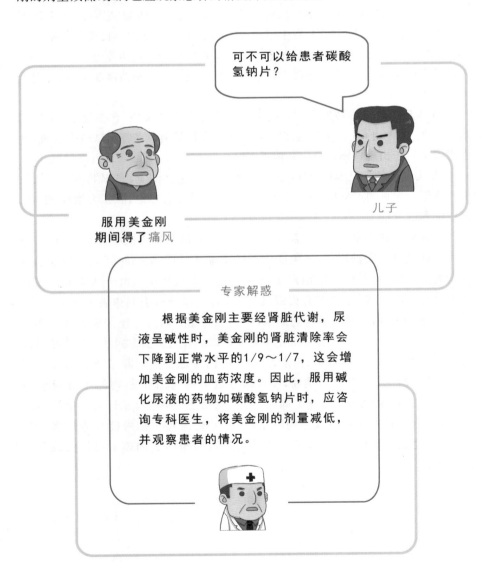

可不可以给患者碳酸氢钠片？

儿子

服用美金刚期间得了痛风

专家解惑

根据美金刚主要经肾脏代谢,尿液呈碱性时,美金刚的肾脏清除率会下降到正常水平的1/9～1/7,这会增加美金刚的血药浓度。因此,服用碱化尿液的药物如碳酸氢钠片时,应咨询专科医生,将美金刚的剂量减低,并观察患者的情况。

2.1.5 认知障碍药物的不良反应

不同个体对认知障碍药物不良反应的耐受情况不同。可以通过调整用药的时间和剂量减少轻度的不良反应,但如果出现严重的不良反应,患者需要及时到医院就诊,向医师说明情况,以调整用药,避免耽误治疗。认知障碍常用治疗药物的不良反应如下。

1) 多奈哌齐最常见的不良反应是腹泻、头痛、肌肉痉挛(患者往往主诉疼痛)、乏力、恶心、呕吐和失眠,发生率超过10%。其他常见的不良反应包括普通感冒、畏食、皮疹、瘙痒、幻觉、易激怒、攻击行为、眩晕等,发生率在1%~10%。不良反应中癫痫发作、心动过缓、胃肠道出血、胃及十二指肠溃疡非常少见,发生率在0.1%~1%。

2) 卡巴拉汀最常被报道的药物不良反应为胃肠道反应,包括恶心(发生率约为38%)和呕吐(发生率约为23%),特别是在加量期。在临床试验中发现,女性患者更易于出现胃肠道反应和体重下降。

3) 美金刚的常见不良反应(发生率低于2%)包括幻觉、意识混沌、头晕、头痛和疲倦。少见的不良反应(发生率为0.1%~1%)有焦虑、肌张力增高、呕吐、膀胱炎和性欲增加。

在遇到上述不良反应时,需要进行及时的评估和妥善的处理。一方面,患者可以通过合理安排用药,避免部分不良反应,比如将服药时间从每晚睡前改为早餐前,可能会避免由服用多哌奈齐引起的失眠症状。由于认知障碍患者也可伴有失眠症状,因此对有失眠的患者,需仔细分析引起患者失眠的原因。另一方面,可以通过调整服药的剂量,帮助患者建立耐受。比如患者服用多奈哌齐加量至10 mg/d 1周左右,出现头痛难以忍受、恶心的症状,这时可以建议患者先改为5 mg/d,如果还耐受不了,可以考虑换药。除了胃肠道反应和失眠,部分情况下,患者行为症状的加重也可能与服用药物的不良反应有关。比如患者服用多奈哌齐1周后,脾气变得急躁,骂人或打人。这种情况下,可以建议患者先减量或停药观察,如经专科医师评估可能与服用多奈哌齐有关,建议减量或停药,可考虑换其他胆碱酯酶抑制剂如卡巴拉汀或加兰他敏治疗。

看 图 问 答

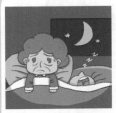

每晚睡前服用多奈哌齐5 mg后最近出现**失眠**

家属

会不会是多奈哌齐引起的？

改为早餐前服用，再观察一下失眠是否改善。

会不会是多奈哌齐引起的？要不要停药？

先改为5mg/d，如果他还受不了，可以考虑换药。

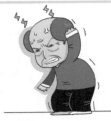

自从医师将服用的多奈哌齐的剂量从5mg/d加量至10mg/d，患者服药1周左右出现**头痛难以忍受、恶心**的症状。

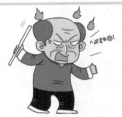

服用多奈哌齐1周后，脾气变得急躁，骂人或打人。

会不会是多奈哌齐引起的？

可以减量或停药观察，再考虑换药。

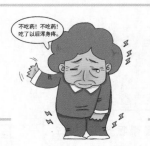

不吃药！不吃药！
吃了以后浑身疼！

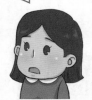

会不会是美金刚引起的？
怎么办？

家属

医师将美金刚5mg/d，加量至10mg/d，晨服一次。服药3天后，患者因头痛和全身疼痛拒绝服药。

专家解惑

美金刚常见的不良反应有全身疼痛、疲劳、头痛、头晕、高血压、便秘、呕吐、背痛、意识模糊、镇静、幻觉、咳嗽、呼吸困难等。

如果患者不能耐受，建议咨询专科医师，改换胆碱酯酶抑制剂。

2.1.6　认知障碍患者行为精神症状的药物治疗

在认知障碍患者中，行为精神症状（BPSD）的患病率较高，高达 97％。在出现 BPSD 之后，患者的日常生活活动能力和生活质量会逐渐受到损害，同时 BPSD 也会增加家属照护者的照护难度，严重的 BPSD 甚至会危及患者自身和他人的生命安全。因此，控制认知障碍患者的 BPSD 是十分关键的。值得注意的是，目前非药物治疗仍然为 BPSD 的治疗首选，美国食品药品管理局（Food and Drug Administration，FDA）尚未推荐任何一种 BPSD 的治疗药物。对于非药物干预治疗效果不佳的症状，应谨慎选择药物治疗。国际老年精神医学会指出，BPSD

的药物治疗目标应包括:延缓症状的出现;缓解症状的强度和频率;减少抗精神病药物的使用;减轻照护者的负担。本节对常见的 BPSD 治疗药物进行了介绍。

2017 年发表的《神经认知障碍精神行为症状群临床诊疗专家共识》中汇总了在临床实践中常见的几类 BPSD 治疗药物,包括抗认知障碍药物、抗精神病药物、抗抑郁药物及心境稳定药物,下文对上述药物逐一进行介绍。

(1)常见的治疗药物

1)抗认知障碍药物。抗认知障碍药物主要包括胆碱酯酶抑制剂和美金刚两大类。临床实践显示,抗认知障碍药物不仅可以改善认知障碍患者的认知功能或延缓认知功能衰退,而且对部分行为精神症状也具有一定的改善作用。胆碱酯酶抑制剂,如多奈哌齐、卡巴拉汀、加兰他敏对认知障碍患者出现的幻觉、淡漠、抑郁等行为症状具有一定的疗效。但研究显示,这种改善作用可能较为有限。荟萃分析显示,使用胆碱酯酶抑制剂治疗 6 个月,干预组认知障碍患者的行为精神症状比安慰剂组患者有轻微但显著的改善,但这种改善十分轻微,可能不具有临床意义。另外一项随访 4 年的大型随机对照试验的结果显示,服用多奈哌齐 12 周以上,干预组的激越行为没有得到显著改善。

N-甲基-D-天冬氨酸受体拮抗剂,如美金刚对重度认知障碍患者的激越和攻击行为具有一定改善作用。尽管目前随机对照试验数据表明美金刚对中重度认知障碍患者的 BPSD 可能存在一定益处,但也有研究的结果持不同观点。

2)抗精神病药物。抗精神病药物分为非典型抗精神病药物(利培酮、奥氮平、喹硫平)和典型抗精神病药物,其中典型抗精神病药物的不良反应较大,目前使用较少。研究显示,非典型抗精神病药物对行为精神症状部分有效,其疗效证据相对较强。尽管美国 FDA 提示,应当对抗精神病药物用于 BPSD 的治疗持谨慎态度,但对于中重度认知障碍患者 BPSD 严重而又缺乏其他有效治疗手段时,仍可选用非典型抗精神病药物进行治疗。出现以下情况时可以考虑选用抗精神病药物:①重性抑郁发作伴或不伴自杀观念;②造成伤害或有极大伤害可能的精神病性症状;③对自身和他人安全造成风险的攻击行为。采用抗精神病药物治疗时应持续进行监测,推荐规律地每隔一段时间(如每 3 个月)考虑是否可减小剂量或停用药物。

由于抗精神病药物的不良反应较大,因此在选择药物时,患者家属需要听取临床医师的意见,由临床医师衡量抗精神病药物治疗的获益与不良事件风险,并且应遵循小剂量开始服用,根据治疗反应及不良反应缓慢逐渐增量的原则使用。

3)抗抑郁药物。抗抑郁药物包括盐酸曲唑酮(三唑酮)、5-羟色胺再摄取抑制剂(帕罗西汀、舍曲林、西酞普兰使用最多,其次氟伏沙明、氟西汀和艾司西酞普兰)、安非他酮(乐孚亭)、米氮平(瑞美隆)。其中,5-羟色胺再摄取抑制剂

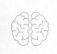
(selective serotonin reuptake inhibitor，SSRI)类药物不良反应少、服用方便、疗效肯定、安全及耐受性好，较适合认知障碍老年患者的治疗，属于指南中的Ⅰ级证据。帕罗西汀和氟伏沙明有一定镇静作用，可在一定程度上改善睡眠；氟西汀易引起失眠、激越，故较适用于淡漠、思睡的患者。舍曲林、西酞普兰对肝脏P450酶的影响较其他SSRI类药小，安全性相对较好。

其中，焦虑、抑郁的情感障碍是路易体认知障碍患者的常见表现，且常可在未出现认知障碍前就表现出情感障碍。在发现认知障碍患者存在抑郁症状时，可先选择环境、心理行为干预措施。照护者对患者进行社会心理干预，可在一定程度上改善患者的行为精神症状，同时积极服用胆碱酯酶抑制剂治疗。如经过治疗后，患者仍然有明显的幻觉妄想、兴奋躁动、谵妄等精神症状和抑郁、强迫症状的帕金森病认知障碍和路易体认知障碍，可考虑应用非典型抗精神病药物(利培酮和奥氮平)和选择性5-羟色胺再吸收抑制剂抗抑郁治疗。

（2）服药的注意事项

需要注意的是，使用抗精神病药物可能存在一些风险和不良反应，包括：①代谢综合征，有体重增加、糖尿病(血糖升高)；②帕金森综合征；③迟发性运动障碍(TD)，因传统抗精神病药物易引起TD，且用药时间越长，TD风险越高，建议抗精神病药物用药时间以8～12周为宜；④嗜睡；⑤脑血管事件；⑥年龄大的患者较容易发生不良反应(如过度镇静、认知障碍、中枢抗胆碱能不良反应，或锥体外系症状)。

不同类型的认知障碍患者在用药时可能会面临不同的风险和不良反应。例如，患有路易体认知障碍的患者，在给予患者酒石酸唑吡坦口服后，有的患者可能会出现连续睡眠30小时的情况。这是由于神经安定剂可导致路易体认知障碍的认知能力减退，诱发严重的运动障碍。应慎用镇静催眠类药物，路易体认知障碍患者对镇静类和抗精神病药物特别敏感，因此，家属不能自行给患者服用这些药物，对医师开具的镇静药物也不要轻易加药或停药。

另外一种情况是，患有额颞叶变性认知障碍的患者会存在夜间反复吵闹的情况，在按照医嘱服用奥氮平(早、晚各一片，每片2.5 mg)后，患者可能会出现锥体外系反应，具体表现为患者出现行走缓慢的症状。建议家属在患者服用奥氮平后注意观察其症状变化，在发现严重不良反应后，应及时向医师汇报，医师会根据患者的症状逐渐减量至停用，或改为可以稳定情绪的丙戊酸钠。对额颞叶变性认知障碍目前尚无有效的治疗药物，用药主要是针对行为、运动和认知障碍等的对症治疗。患者的非药物治疗(如联用行为、物理和环境改善策略)和药物治疗同等重要。患者服用抗精神病药物如奥氮平，应力求单一、短程(6～8周)，从小剂量开始慢慢加量，并定期评估，不能长期用药，也不可突然停药、换药，这会造成患者症状的反复发作。

看图问答

（1）

路易体认知障碍

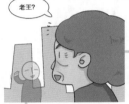

老王？

幻觉问题

在服用多奈哌齐，医师还开了劳拉西泮，但效果不好

家属

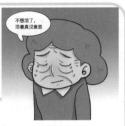

不想活了，活着真没意思

经常会流泪、唉声叹气、说活着没意思、想自杀，夜间睡眠也很差

劳拉西泮的效果差，可以更换咪达唑仑等。患者的抑郁症状，可以在医师的指导下尝试用西酞普兰治疗。

专家解惑

　　焦虑、抑郁情感障碍是路易体认知障碍患者的常见表现，且常可以在未出现认知障碍前就表现出情感障碍。研究显示，照护者抑郁情绪会影响路易体认知障碍患者的抑郁症状。照护者给予患者心理社会支持干预，可一定程度上改善其精神行为症状。可选择环境、心理行为干预措施。经胆碱酯酶抑制剂治疗后，仍有明显幻觉妄想、兴奋躁动、谵妄等精神症状和抑郁、强迫症状的帕金森认知障碍或路易体认知障碍患者可考虑应用非典型类抗精神病药物和选择性5-羟色胺再摄取抑制剂抗抑郁治疗。

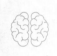

认知障碍全面管理锦囊

（2）

给予酒石酸唑吡坦口服后，连续睡眠30小时，这是怎么回事？以后患者再吵闹时该用什么药？

家属

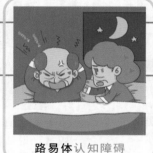

路易体认知障碍

专家解惑

　　神经安定剂可导致路易体认知障碍的认知能力减退，诱发严重的运动障碍。路易体认知障碍患者对镇静类和抗精神病药物特别敏感，应慎用镇静催眠类药物，家属更不要自行给患者服用这些药物，对医师开具的镇静药物也不要轻易加药或停药。

（3）

按照医嘱服用奥氮平（早、晚各一片，每片2.5mg）后，出现行走缓慢的症状，怎么办？

额颞叶变性认知障碍

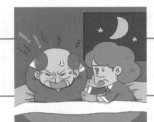

出现幻觉，
夜间反复吵闹

家属

医师开了奥氮平（早、晚各一片，每片2.5mg）。服药以后，症状改善，但担心抗精神病药物对患者不好。可以停药或给予安眠药物替代吗？

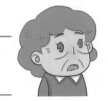

家属

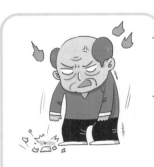

出现
妄想、幻觉、狂躁

专家解惑

　　对额颞叶变性认知障碍目前尚无有效的治疗药物，用药主要是针对行为、运动和认知障碍等的对症治疗为主。患者的非药物治疗（如联用行为、物理和环境改善策略）和药物治疗同等重要。家属教育与支持可改善患者和家属照护者的生活质量。

　　老人服用抗精神病药物如奥氮平，应力求单一、短程（6～8周）、从小剂量开始慢慢加量，并定期评估，不能长期用药，也不可突然停药、换药，这会造成患者症状的反复发作。

　　该患者如出现行走缓慢，是服用奥氮平出现的锥体外系不良反应，建议根据患者的症状逐渐减量至停用，改为稳定情绪的丙戊酸钠。

（潘锋丰　王莹　郭起浩）

2.2 关于认知障碍的新药研究

2.2.1 治疗认知障碍有哪些新药?

已经上市的治疗阿尔茨海默病(AD)的药物包括胆碱酯酶抑制剂多奈哌齐、加兰他敏、石杉碱甲、卡巴拉汀(利斯的明)、NMDA 受体拮抗剂美金刚及甘露特钠胶囊。

目前还没有根治阿尔茨海默病的药物,但有几百种治疗阿尔茨海默病的新药在研究中。阿杜卡奴抗体(Aducanumab)的三期临床研究中,高剂量组患者在治疗第 78 周时总体严重度量表(CDR-SB)评分较安慰剂恶化减缓,患者在认知和功能(如记忆、定向力和语言)方面具有显著获益。患者在日常生活活动能力方面,如管理个人财务、做家务(如打扫、购物、洗衣服)和独立出门旅行方面也有获益。淀粉样蛋白 PET 和脑脊液 tau 蛋白病理结果证实,高剂量组较安慰剂组的生物标志物表达水平呈现剂量依赖性降低。最常见的不良事件是淀粉样蛋白相关的影像学异常水肿和头痛。2021 年 6 月 7 日,FDA 加速批准阿杜卡奴抗体上市,成为 FDA 加速批准的全球首个及唯一针对阿尔茨海默病明确病理机制的治疗方法。国内还没有上市。

甘特内鲁抗体(Gantenerumab),BAN2401,Semaglutide 已经在做国际多中心的Ⅲ期临床试验,他们的共同特点是靶向 β 淀粉样蛋白肽抗体,治疗对象是前驱期认知障碍,也就是轻度认知损害阶段的患者。

2.2.2 如何理解治疗认知障碍药物的有效性?

在人们的一般印象中,治疗有效就是把病治好了,例如,炎症消退了、便秘患者的大便通畅了,至少是指标控制了,或者尽管仍然无法根治,高血压和糖尿病患者的血压和血糖控制了。但阿尔茨海默病,呈进行性恶化的病程,治疗数年后,病情是加重的,有些家属觉得人财两空而迁怒于医疗人员。所以,要谈谈认知障碍治疗的有效性。

对于症状治疗药物,如果患者不服药或服安慰剂,患者一年前后恶化 30%(如认知量表从 70 分减退到 50 分),而采用治疗药物的患者恶化 10%(如认知量表从 70 分减退到 65 分),尽管治疗组在用药一年后症状非但没有明显改善,而且有加重,但与不服药或服安慰剂的对照组的严重恶化相比,治疗使恶化减慢了、病程延缓了、预期寿命可能延长了,应该被认为是有效的。

另一种是,假设某患者从发病到去世生存了 5 年,不服药或服安慰剂的患者经历了 2 年轻度(日常生活能部分自理)、3 年重度(生活不能自理,需要家属安

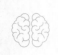
排专人照护），而进行药物治疗的患者寿命延长不明显，也是生存 5 年，但表现为 3 年轻度、2 年重度，也就是说，患者的生活质量比较好的生命时段相对延长了，总体上说，家属照护的精神和经济负担有所减轻，这也应该被认为是治疗有效的。

要达到第 2 种治疗效果，早期就诊、早期、足量、足疗程的治疗才谈得上，如果患者就诊时已经是重度，就谈不上延长轻度病程的时间，这也是我们要强调早诊早治的原因。

另外，从成本-疗效关系分析，用药的费用低于家庭照护和护理的费用就是值得的。但实际治疗过程要比以上描述还要复杂，因为随机、双盲、安慰剂对照的临床试验证明有效的药物是从大组病例中统计归纳出来的，落实到具体患者，遗传体质不一样，未必都有良效。

对于矫正或修正病程的药物，如清除大脑 β 淀粉样蛋白斑块的药物，可能斑块明显缩小了，即病理改变逆转了，但临床表现不一定有明显好转（也可能部分患者开始治疗时病情太轻、导致变化不明显），我们依然认为治疗是有效的。

2.2.3 参加临床试验和研究

目前，有几百项认知障碍干预研究都在招募参与者来协助研究这些令人惊叹的新方法。每一个临床研究都有助于宝贵知识的积累，无论这些实验策略是否如预期那样取得成效。

如果你或一个你爱的人患有认知障碍及相关疾病或记忆丧失，通过参加一个临床研究，可能会帮助你用一些新的治疗方法、预防策略和诊断工具成为现实。

（1）什么是临床研究？

临床研究是需要人类志愿者参与的医学研究计划。对改良方法的研究通常从实验室研究或动物实验开始。以这些方法取得的初步成功为基础，新的治疗策略必须在最后的人体测试中显示出它们的作用。

（2）什么是临床试验？

临床试验是一种特定类型的研究，在临床试验中，一组志愿者会得到实验性治疗，而另一组会得到安慰剂（类似于"虚拟处理"）。科学家通过比较两组的结果来评估这种新疗法的效果。

（3）临床试验的阶段

负责监管医疗产品和药物的食品药品监督管理局基于连续的阶段会对试验治疗进行严格的审查。这些治疗方法必须在每一个阶段都毫无纰漏才能被允许向下一个阶段进展。如果一种治疗方法一直到第Ⅲ阶段都无可挑剔，国家药品监督管理局会审查所有数据,据此来决定该药物是否能应用于大众医疗。临床试验包括以下各阶段。

1）临床前研究:在实验室构建出科学依据,以确信某种方法是安全合理的,以及可能是有效的。

2）第Ⅰ试验阶段:进行人体试验的第一阶段,一般要招募略少于 100 个志愿者。这些研究主要评估与该药物有关的风险和不良反应。

3）第Ⅱ试验阶段:招募几百个志愿者并给予该药物进行治疗。这些研究旨在为药物安全性提供更进一步的信息,以及决定最佳剂量。科学家也需要注意不良反应的表现,但第二阶段通常太小而不能为疗效提供确切的证据。

4）第Ⅲ试验阶段:经常是在全国许多研究中心招募几百至几千个志愿者,他们为药物的安全性和有效性提供大量证据。国家药品监督管理局视其安全性和有效性来决定是否批准这种新药物面市。

5）第Ⅳ试验阶段:也被称为市场后研究,通常是在这种药物被批准后被国家药品监督管理局要求进行。试验主办者必须监测服用这种药物的个体的健康,为其长期安全性、有效性和最佳使用方法获得更进一步的信息。

（4）确保试验结果的准确性

科学家已经知道,仅仅因为患者相信一种治疗有助于他们的健康,他们有时就会感觉好一些,甚至在药物测试中取得更好的结果。医师也能使患者确信一种治疗正在起作用,因为他们关心自己的患者并希望帮助他们恢复健康。这是减少希望和信念对临床实验结果造成影响的两个主要策略。

1）"安慰剂治疗试验",指的是一些试验参与者被计算机随机选择为接受实验性治疗,而一些接受"安慰剂"（不起作用的,假治疗）。

2）"双盲试验",指的是无论是参与者还是研究人员都不知道谁在接受药物,谁在接受安慰剂。

并不都是治疗组与对照组 1∶1 的安排,有以下特殊设计:①有些研究被设计为高剂量治疗组、低剂量治疗组、对照组 3 组进行比较研究;②有些研究可能被设计为所有参与者都接受治疗,即阳性药（已经上市的有效药物）与研究药的等效性比较研究;③有些研究可能在一开始使用安慰剂对照、一段时间后全部采用治疗药,也就是延迟治疗是否导致结局差异来判断试验药的有效性;④有些研究可能采用添加治疗,以及在一种常规药物的基础上,一组采用安慰剂,另一组采用试验药物。

（5）在幕后检测安全

尽管参与者和研究人员不知道谁在接受治疗,谁在接受安慰剂,但大多数试

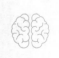
验都有一个独立的数据安全和监测委员会可以获得这些信息。该委员会成员定期分析试验数据，如果他们发现了严重的不良反应，就会干预。

（6）知情同意：知道该做什么

知情同意是在决定是否志愿参加一个研究之前，了解其重要事实的过程。国家药品监督管理局要求以书面形式让可能的志愿者充分了解该项研究的信息。研究人员被要求与每一个可能的参与者会面，解释风险和可能的好处，以及解答疑惑。决定参加研究的人必须签署一个知情同意书。参与者可以随时退出这项研究。

（7）将参与者与研究配对

招募到合适的参与者有助于研究人员最大限度地准确评估一种试验治疗的效果。一些药物，比如治疗感染的抗生素，其明显的疗效相对容易监测。但是评估药物对慢性重症疾病，比如认知障碍及相关疾病的作用，往往很有挑战性。为了减少可能增加疗效评估难度的因素，研究人员为每一个临床研究定义了"纳入和排除标准"。以下是一些举例说明：①将参与者的年龄限定为某一特定年龄段；②要求参与者处于被研究疾病的某一特定阶段；③除了被研究的疾病，不允许有其他健康问题；④除了试验药物，不允许使用其他药物；⑤要求照护者或知情者参加。

（8）如果被分到安慰剂组就很吃亏吗？

在我国，通常被拒绝的理由是吃安慰剂不划算、耽误治疗。其实，安慰剂在患者不知道是安慰剂的时候，也有一定的效果。而使用安慰剂而不是金标准的经典药物作为对照组，正是因为没有肯定有效的药物。例如，针对轻度认知损害（MCI）的治疗，国内并没有已经上市的药物，而且，MCI的病程漫长，有些要10多年才演变为影响日常生活的认知障碍，所以，以1～2年的临床试验观察，并不明显影响其预后。

（9）怎样发现你身边的试验

目前国内的三甲医院，基本上都设置了认知障碍的专病门诊。如果你愿意考虑参加一项研究，可以到医院的记忆障碍门诊或认知障碍门诊就诊，了解相关情况。

（郭起浩）

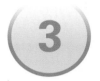

认知障碍的家庭照护

3.1　家庭照护及其范围

相较于非认知障碍的老年人,居住在社区的认知障碍患者对于非正式照护者(通常为家属照护者)的依赖更为严重。较之患高血压、冠心病、糖尿病等其他常见慢性病的患者,认知障碍患者在其病程的早、中、晚各期都不同程度地依赖照护者的帮助,照护者在认知障碍照护中的角色是不可或缺的。国外研究表明,约75%的认知障碍患者居住在社区并由家属负责照护,对于他们的管理主要以家属照护者为主。在美国,2/3以上的认知障碍照护者已婚并与伴侣居住在一起,34%的照护者年龄大于65岁。在我国,由于社会照护支持系统尚不完善、社会对待该疾病的观念落后、照护者文化程度低,以及认知障碍治疗花费巨大等原因,大多数认知障碍患者都居住在家中并接受家属的照护,仅有极少部分来自高收入家庭的、病情处于中等程度的患者可获得正式照护。2016年,一项针对全国1355名认知障碍患者的调查显示,只有27位(2.0%)患者得到了来自医院或养老院的正式照护,余下的1328名患者皆由家属和其他非专业照护者提供居家照护。

在照护认知障碍患者的过程中,家属照护者需要承担各项照护职责,包括协助患者完成上述日常生活活动能力量表,比如监督、提醒或帮助患者服药,管理患者的激越行为、徘徊症、抑郁情绪、重复性活动和睡眠障碍等行为精神症状(BPSD),参与患者的就医、诊疗决策等照护任务。此外,照护者可能还需要承担与家庭成员沟通、管理患者的其他躯体疾病如糖尿病、高血压等、提供情感支持等额外的任务。认知障碍患者的家庭,尤其是其家属照护者成为认知障碍患者照护中必不可少的角色。

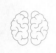

 一图读懂

家庭照护的范围

约75%的认知障碍患者居住在社区并由其家属负责照顾。

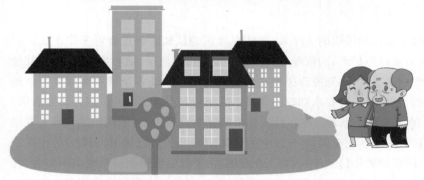

根据阿尔茨海默病协会的定义，照护是指"为满足他人的健康需求提供的帮助"。协助患者完成洗漱、洗澡、穿衣、吃饭等基本的日常生活活动，以及管理财务、完成家务、参加社交活动等复杂的日常生活活动都属于家庭照护的范围。

照护提供者按照是否提供有偿服务分为正式照护者和非正式照护者。正式照护者指家政人员或在医院、养老院、日间照料中心等机构的医护人员。非正式照护者往往是被照护者的配偶、子女、朋友或邻居等。

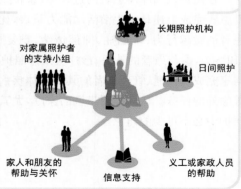

长期照护机构

对家属照护者
的支持小组

日间照护

家人和朋友的
帮助与关怀

信息支持

义工或家政人员
的帮助

在照护认知障碍患者的过程中，照护者（正式照护者和非正式照护者）需要承担以下主要照护任务：

家庭照护的主要原则

日常生活照护

行为精神症状的管理

其他躯体疾病的照护　　　　参与决策和沟通

（张曙映）

3.2　认知障碍的病程和相应的照护原则

随着疾病的发展,大脑皮质出现广泛性萎缩、脑室扩大程度增大,表现出多个认知维度的功能退化。早、中、晚各期患者都需要照护者为其提供不同程度的帮助,照护者对认知障碍患者是不可或缺的,是影响患者健康与生活的关键因素。

 知识速记

随着疾病的发展，大脑皮质出现广泛性萎缩、脑室扩大程度增大，表现出多个认知维度的功能退化。

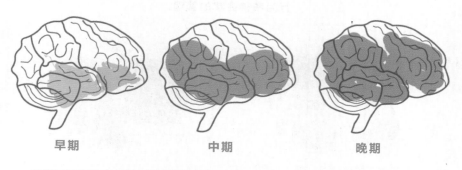

早期　　　　　中期　　　　　晚期

重复提问　　　　　　　不爱出门　　　　失禁
　　　　总向外跑　　跌倒　　　走失　　　怕被家人遗弃
贪食　　　　　　　　　　　　　　　拒绝服药
拒绝就医　　　　　乱发脾气　　算错钱　　　　　　肺炎
　　失眠　　不会穿衣服　　　　　　　吞咽障碍
多疑　　　幻觉　　　忘记吃饭　沟通障碍　烫伤　　骨折
　　　　　　　　怀疑家人偷他东西　　　　　谵妄
怀疑配偶不忠　淡漠　　　　　　　日落综合征
　　　　兴趣爱好丧失

早、中、晚各期患者都需要照护者为其提供不同程度的帮助，照护者对认知障碍患者是不可或缺的，是影响患者健康与生活的关键因素。

3.2.1 早期认知障碍患者的症状表现及对应照护

早期患者的基本生活能力不受影响,对熟悉的人或地点无定向障碍。患者可能会忘记日常生活中重要的事,购物、处理财务等能力下降,或不理解近期发生的事件。患者可能用虚构的方式来掩盖其记忆力丧失的事实,有的患者会有抑郁、社交退缩或拒绝就医和药物依从性差等心理和行为表现。

早期患者的照护要点是保持患者规律、健康的生活方式,识别和应对患者的认知功能改变,应对患者的否认和焦虑情绪。建议照护者学习相关知识,以便于就药物治疗的有效性和依从性、患者的营养治疗方案、非药物干预等决策与医师进行有效沟通和定期反馈,协助医师做好患者的治疗。

照护者应关心有哪些认知训练可以帮助患者延缓病情,早期认知训练的基本原则是遵循个性化和标准化相结合、独立训练与群体训练相结合、传统医疗和现代医疗相结合、家庭和社会相结合、专业医疗与日常生活相结合、训练与评定相结合。主要措施包含尽可能保留患者现有的日常生活活动能力,维护其规律和有益健康的生活方式。因此,家属不要包揽家务劳动,而应鼓励患者尽其所能参与家务劳动。休闲娱乐活动的安排也要注意不要让老人过于疲劳或加重其心理负担。在日常生活中贯彻落实营养治疗方案、药物治疗方案,观察所有药物的作用与不良反应,定期反馈。

在日常生活中,患者感知到自身认知功能下降,会有自卑感、抑郁、易怒、否认、抗拒、社交退缩等心理和行为反应。这些心理和行为反应是所有慢性病患者都可能经历的,家属在与其沟通时应理解患者的心理,维护患者的自尊和价值感,避免嘲笑、指责患者,触发其行为精神症状,影响家庭氛围的和睦。

照护者还可以借助卡片、留言条等记忆辅助工具,应对患者的记忆等认知功能减退所致的日常生活活动能力受损。照护者可多参加家属支持小组活动,学习和交流照护相关知识与技能。

一图读懂

早期认知障碍患者的症状表现

　　早期患者的基本生活能力不受影响，对熟悉的人或地点无定向障碍。患者可能会忘记日常生活中重要的事，购物、处理财务等能力下降，或不理解近期发生的事件。患者可能用虚构的方式来掩盖其记忆力丧失的事实，有的患者会有抑郁、社交退缩或拒绝就医和药物依从性差等心理和行为表现。

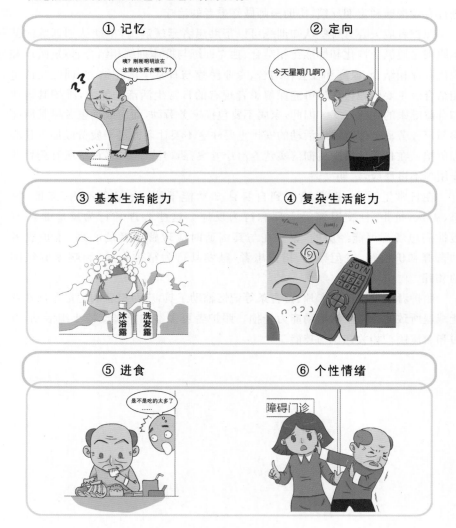

⑦ 外出

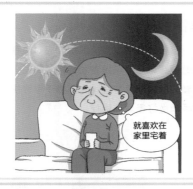

⑧ 兴趣爱好

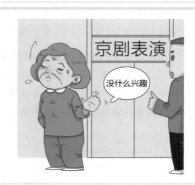

⑨ 妄想

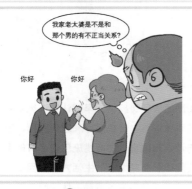

⑩ 幻觉

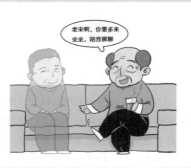

⑪ 语言表达

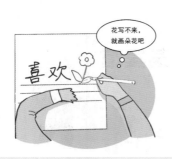

⑫ 睡眠障碍

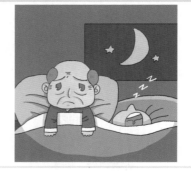

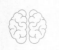

 知识速记

早期认知障碍患者的对应照护

早期患者的照护要点是保持患者规律、健康的生活方式，识别和应对患者的认知功能的改变，应对患者的否认和焦虑情绪。建议照护者学习相关知识，以便于就药物治疗的有效性和依从性、患者的营养治疗方案、非药物干预等决策与医师进行有效沟通和定期反馈，协助医师做好患者的治疗。

保持规律的生活作息

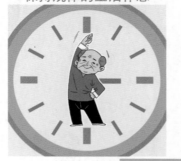

保持健康的生活方式

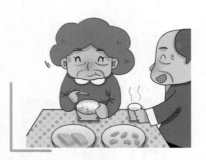

照护者应关心有哪些认知训练可以帮助患者延缓病情，早期认知训练基本原则是遵循个性化和标准化、独立训练与群体训练、传统医疗和现代医疗、家庭和社会、专业医疗与日常生活、训练与评定相结合。主要措施包含尽可能保留患者现有的日常生活活动能力，维护其规律和有益健康的生活方式。因此，家属不要包揽家务劳动，而应鼓励患者尽其所能参与家务劳动。休闲娱乐活动的安排也要注意不要让老人过于疲劳或加重其心理负担。

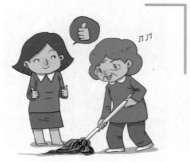

鼓励患者参与力所能及的家务劳动

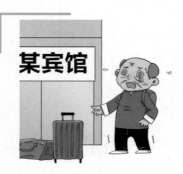

合理安排活动、避免疲劳

改善患者情绪　　　　　　　　维护患者自尊

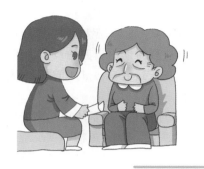

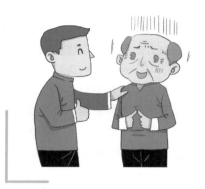

　　在日常生活中，患者感知到自身认知功能下降，会有自卑感、抑郁、易怒、否认、抗拒、社交退缩等心理和行为反应。这些心理和行为反应是所有慢性病患者都可能经历的，家属在与其沟通时应理解患者的心理，维护患者的自尊和价值感，避免嘲笑、指责患者，触发其精神行为症状，影响家庭氛围的和睦。

　　照护者还可以借助卡片、留言条等记忆辅助工具，应对患者的记忆等认知功能减退所致的日常生活活动能力受损。照护者可多参加家属支持小组活动，学习和交流照护相关知识与技能。

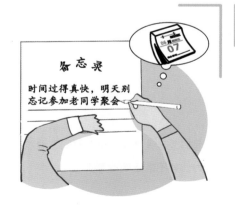

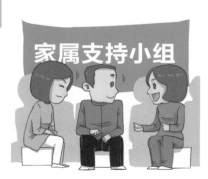

应对患者的记忆改变　　　　　　获取学习照护知识与技能

3.2.2　中期认知障碍患者的症状表现及对应照护

病情发展到中期,患者常忘记地址、电话号码或亲人名字,出现时间、地点定向障碍,也会丧失一些基本的日常生活活动能力,如不能正确地穿衣服。

早期患者的照护要点也适用于中期患者的照护。此外,照护中期患者时,照护者还应学习应对患者行为精神症状的知识。这段时期由于照护负担加重,照护者需要有效应用各类服务资源以应对照护负担所致的身心健康问题,平衡照护与自我照护对患者和照护者的健康至关重要。

在很多情况下,患者行为精神症状(BPSD)的发生是其躯体功能衰退的征兆或结果,且身体的不适(如视力或听力衰退)、失禁、疼痛、药物不良反应也会加重 BPSD。BPSD 的发生有时也是患者对所处环境的应激反应。因此,照护者协助医师做好 BPSD 的药物和非药物干预,是这一时期照护中非常重要的内容。

这一时期是照护负担最重的时期,照护者尽可能避免以下行为,以免触发患者的 BPSD。

1)突然改变患者的日常作息和生活环境,或者对患者的日常行为过度控制,对患者的要求超出其实际能力,如整理房间、放置东西、穿衣吃饭等。

2)为了训练患者的记忆,反复地进行诱发性的提示或询问。

3)常批评患者,甚至对患者发火、攻击,或把其当作小孩那样说话和对待。

　一图读懂

中期认知障碍患者的症状表现

病情发展到中期,患者常忘记地址、电话号码或亲人名字,出现时间、地点定向障碍,也会丧失一些基本的日常生活活动能力,如不能正确地穿衣服。

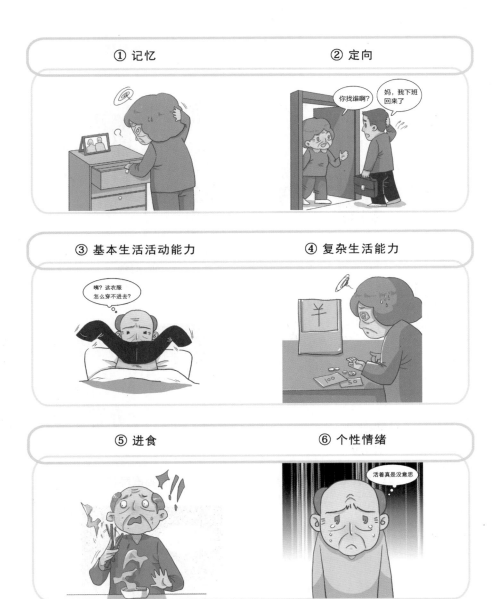

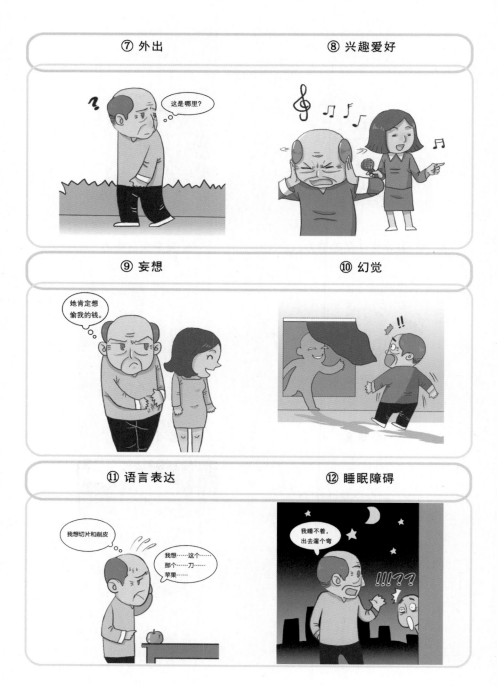

知识速记

中期认知障碍患者的对应照护

　　早期患者的照护要点也适用于中期患者的照护。此外，照护中期患者时，照护者还应学习应对患者行为精神症状的知识。这段时期由于照护负担加重，照护者需要有效应用各类服务资源以应对照护负担所致的身心健康问题，平衡照护与自我照护对患者和照护者的健康至关重要。

保持简单、规律的生活

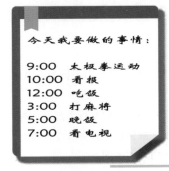

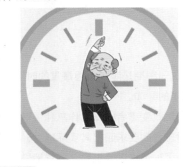

　　在很多情况下，患者行为精神症状（BPSD）的发生是其躯体功能衰退的征兆或结果，且身体的不适（如视力或听力衰退）、失禁、疼痛、药物不良反应也会加重BPSD。BPSD的发生有时也是患者对所处环境的应激反应。因此，照护者应协助医师做好患者BPSD的药物和非药物干预治疗，是这一时期照护中非常重要的内容。

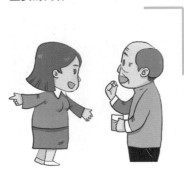

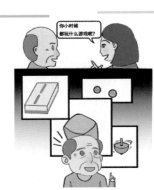

药物治疗　　　　　　　　　　　非药物治疗

行为精神症状管理

保持良好沟通

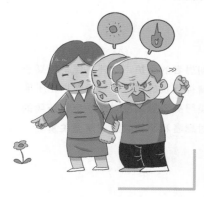

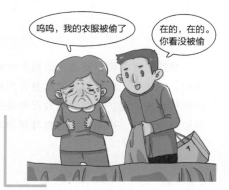

　　这一时期是照护负担最重的时期，照护者应尽可能避免以下行为，以免触发患者的BPSD。

1）突然改变患者的日常作息和生活环境，或者对患者的日常行为过度控制，对患者的要求超出其实际能力，如整理房间、放置东西、穿衣吃饭等。

2）为了训练患者的记忆，反复地进行诱发性的提示或询问。

3）常批评患者，甚至对患者发火、攻击，或把其当作小孩那样说话和对待。

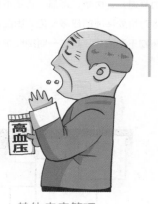

其他疾病管理

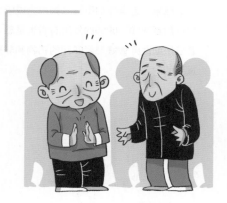

社交活动安排

3.2.3　晚期认知障碍患者的症状表现及对应照护

　　晚期患者记得自己的名字,但无法回忆最近生活中发生的主要事情,偶尔记不住配偶名字。有时间、地点定向障碍,且黄昏时加重。日常生活活动能力明显受损,常发生大小便失禁。睡眠障碍、人格改变、情绪障碍、徘徊、妄想、强迫行为、易激惹和攻击性等也常见于此期患者。当病程到中晚期,患者逐渐丧失语言技巧、与人沟通困难,甚至出现失语、失用、失认。

　　病情发展到晚期,患者因为认知和躯体功能明显受损,日常生活完全依赖照护者的照护。随着病情进展,患者可能出现进食和睡眠障碍、营养不良、骨折、压疮、肺炎等并发症。照护者应寻求相关医疗机构的帮助,同时也应咨询专业医护人员,综合评估患者和自身的健康状况、家庭的照护能力,做出有益于双方的安排。

　　这一时期居家照护的重点是在保证患者的安全的前提下,尽可能维持患者现有的日常生活活动能力,避免因为日常生活活动能力受损触发 BPSD 和其他严重躯体并发症。例如,照护者要顺应患者的认知功能改变,选择合适的餐具,鼓励患者自己进食。照护者还需要识别患者的需求,尽可能避免失禁的发生。

　　尽可能维持患者正常的作息是这一时期照护的重点。例如,为避免患者卧床不起,建议照护者每日安排患者一定的活动。这段时期照护任务繁重,照护者应客观评估自身的照护能力和健康状况,借助社区资源,维持照护与自我照护的平衡。

 一图读懂

晚期认知障碍患者的症状表现

　　晚期患者记得自己的名字,但无法回忆最近生活中发生的主要事情,偶尔记不住配偶名字。有时间、地点定向障碍,且黄昏时加重。日常生活活动能力明显受损,常发生大小便失禁。睡眠障碍、人格改变、情绪障碍、徘徊、妄想、强迫行为、易激惹和攻击性等也常见于此期患者。当病程到中晚期,患者逐渐丧失语言技巧、与人沟通困难,甚至出现失语、失用、失认。

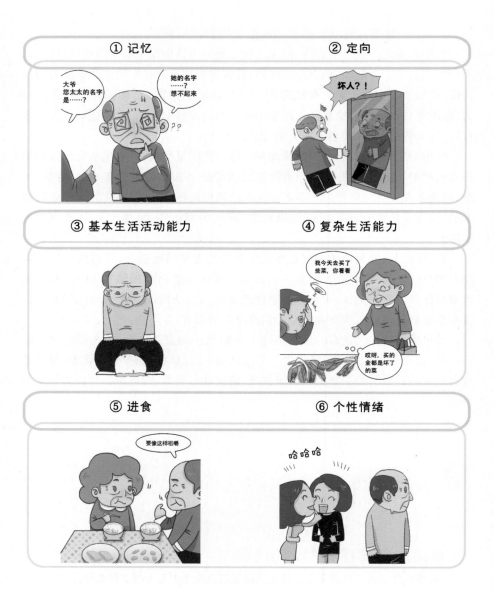

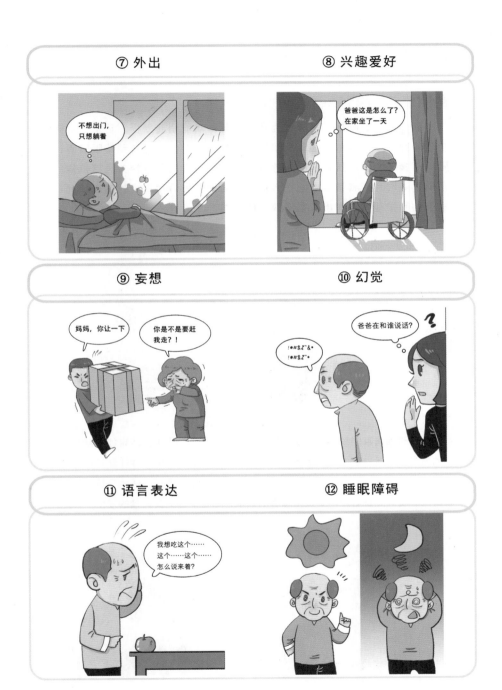

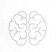

知识速记

晚期认知障碍患者的对应照护

　　病情发展到晚期，患者因为认知和躯体功能明显受损，日常生活完全依赖照护者的照料。随着病情进展，患者可能出现进食和睡眠障碍、营养不良、骨折、压疮、肺炎等并发症。照护者应寻求相关医疗机构的帮助，同时也应咨询专业医护人员，综合评估患者和自身的健康状况、家庭的照护能力，做出有益于双方的安排。

日常生活的照护　　　　　　　　　　　　　　营养

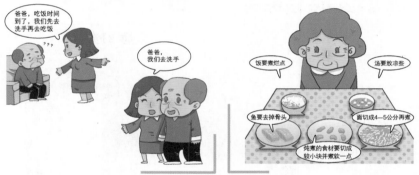

　　这一时期居家照护的重点是在保证患者的安全的前提下，尽可能维持患者现有的日常生活活动能力，避免因为日常生活活动能力受损触发BPSD和其他严重躯体并发症。例如，照护者要顺应患者的认知功能改变，选择合适的餐具，鼓励患者自己进食。照护者还需要识别患者的需求，尽可能避免其失禁的发生。

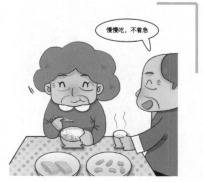
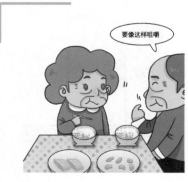

吞咽问题的处理

睡眠问题处理

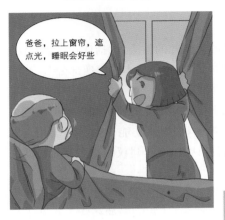

爸爸，拉上窗帘，遮点光，睡眠会好些

大小便失禁

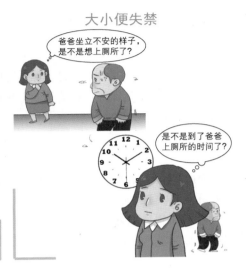

爸爸坐立不安的样子，是不是想上厕所了？

是不是到了爸爸上厕所的时间了？

　　尽可能维持患者正常的作息是这一时期照护的重点。例如，为避免患者卧床不起，建议照护者每天安排患者一定的活动。这段时期照护任务繁重，照护者应客观评估自身的照护能力和健康状况，借助社区资源，维持照护与自我照护的平衡。

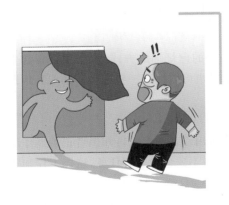

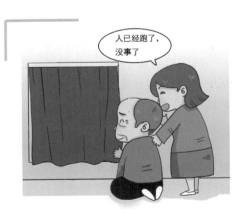

人已经跑了，没事了

应对老人出现的幻觉症状

（张曙映）

3.3 常见照护问题及应对

3.3.1 怎么参与患者的认知干预?

认知干预是通过精神刺激活动维持或改善认知的方法,包括认知刺激疗法、认知训练、认知康复训练。有关认知干预的具体内容详见本册第四部分"认知障碍的非药物治疗及常见问题"。

认知干预内容包含了对患者记忆力等主要认知维度的评估和以维持功能为目的的训练。患者的认知损害与其行为精神症状、躯体功能受损的情况相互影响。因此,为了最大限度地改善和维护患者的认知功能,建议照护者首先协助医护人员做好以下措施。

1) 协助医师做好患者的药物治疗,包括对药物有效性、不良反应和依从性的观察与反馈。这部分内容详见上册的第二部分"认知障碍的药物治疗及常见问题"。

2) 系统的认知评估是诊断、治疗的基础。建议照护者学会观察患者的症状,协助医护人员系统评估患者的认知功能。这部分内容详见第一部分"认知障碍的基本知识"。

3) 认知干预的首要目标是训练、维护患者的日常生活活动能力,因为研究证据(Ⅰ级证据)表明,患者的日常生活活动能力与其认知功能密切相关。因此,照护者应鼓励患者参与家务劳动、少包办。照护者还可以根据患者的认知功能情况,鼓励其进行中等强度的身体锻炼,参与社交娱乐活动。

3.3.2 简单可行的记忆训练

间隔检索和等级提示法是两种简便易行的记忆训练方式,可以用在日常生活中,维护患者的记忆功能。此外,在生活中也可以使用一些记忆辅助工具帮助训练。

（1）间隔检索

多动嘴、少动手,照护者在日常生活中多用语言的形式告知患者正确操作流程,尽可能保持其日常生活活动能力。照护者不要包揽所有任务,这样不仅加重自身照护负担,也减少了患者进行训练的机会。

1) 理论依据:长时记忆包括外显记忆和内隐记忆,认知障碍患者的外显记忆受损,但仍可通过内隐记忆通路进行记忆训练,改善其在日常生活中的执行功能。

2) 训练内容:操作性记忆的训练,关注执行功能。告知患者正确的操作步骤或需要记忆的内容,间隔一段时间后再次执行或提问,如患者操作或回答正确,则逐步延长训练的间隔时间,如患者操作或回答错误,需立刻纠正,告知正确答案。

3)训练要点:无误学习,即告知正确流程,减少患者对错误流程或内容的记忆。

4)举例:采取记数字、询问日期、重述电话号码、回忆之前出示的钢笔、眼镜、钥匙等物品名称等方法,以提高其瞬间记忆能力;通过出示数种日常用品如钢笔、眼镜、钥匙等,5分钟后让患者回忆之前所出示的物品名称,或引导患者记忆一段信息,按一定间隔复述信息,反复进行并逐渐延长间隔时间等,训练其延迟记忆能力。

（2）等级提示法

采用多种形式的提示方式旁敲侧击,不仅对患者进行了多方面的训练,还给予了照护者不同的思路,有利于探索出各种问题下最适宜的应对方式。例如,陪患者一起看老照片、回忆往事、鼓励其讲述自己的故事等,帮助其维持远期记忆;引导患者将图片、词组或实物进行归类和回忆,提高其逻辑推理能力。

1)理论依据:通过不同强度、多种形式的线索提示,旁敲侧击地引导患者做出正确的回应。

2)训练内容:预先评估每个线索引导出正确回应的强弱程度,得出等级提示方案,根据方案进行训练,如果患者回答错误,则选择更强的线索进行提示。

3)训练要点:个体化的等级提示方案。

4)举例:为了让患者洗澡,采用以下多种线索进行提示。①语义提示:天气很热,身上出了很多汗,应该清洗干净;②视觉提示:将患者带到洗澡间,或播放洗澡的电视或视频;③音素提示:今天应该洗——;④触觉提示:带到洗澡间,准备洗浴用品。

（3）常用记忆辅助工具

常用的记忆辅助工具包括记忆簿、提示卡片、活动提醒和操作流程提示等。分别具有以下功能:①记忆簿:增加社交或谈话;②提示卡片:减少重复提问;③活动提醒:增加活动;④操作流程提示:增强日常生活活动能力。

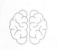

知识速记

简单可行的记忆训练

日常生活中，有什么简单可行的办法维护患者的记忆功能？

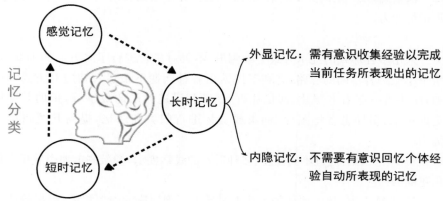

记忆分类

感觉记忆

长时记忆

短时记忆

外显记忆：需有意识收集经验以完成当前任务所表现出的记忆

内隐记忆：不需要有意识回忆个体经验自动所表现的记忆

间隔检索和等级提示法是两种简便易行的记忆训练方式，可用在日常生活中以维护患者的记忆功能。

间隔检索	等级提示法
多动嘴、少动手，照护者在日常生活中多用语言的形式告知患者正确操作流程，尽可能保持其日常生活活动能力。照护者不要包揽所有任务，这样不仅加重自身照护负担，也减少了患者进行训练的机会。	旁敲侧击法，采用多种形式的提示方式，不仅对患者进行了多方面的训练，还给予了照护者不同的思路，有利于探索出各种问题下最适宜的应对方式。

常用记忆辅助工具

记忆簿：增加社交或谈话

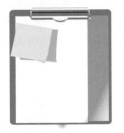

提示卡片：减少重复提问

活动提醒：增加活动

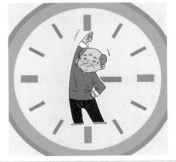

今天我要做的事情：

9:00　太极拳运动
10:00　看报
12:00　吃饭
3:00　打麻将
5:00　晚饭
7:00　看电视

操作流程：增强日常生活活动能力

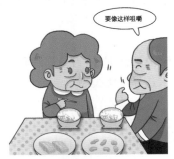

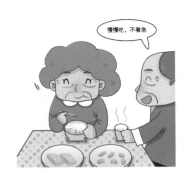

①小口咬、咀嚼和吞咽；②小口喝；③收起下巴；④吃两口饭，喝口汤。

（吴帆）

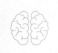

3.3.3 身体锻炼

关于身体锻炼,认知障碍患者和照护者常存在以下误区。

(1)训练的安排时间

训练关键在优先顺序,每天 15 分钟就足够。研究发现,每天 15 分钟或每周 90 分钟的中等强度(可以维持边运动边交谈)的锻炼可将全因死亡率降低 14%、预期寿命延长 3 年。每天运动时间不超过 100 分钟时,除最低每天 15 分钟运动时间外,每增加 15 分钟的锻炼时间,可降低全因死亡率 4%。

(2)关于锻炼强度

许多患者在锻炼初期容易感到疲劳,然后缩短自己的锻炼时间,但事实上,大部分患者的锻炼都存在强度较低或运动形式单一的问题。常见的身体锻炼内容包括有氧或耐力训练、灵活性训练、力量训练、协调性训练。每一类锻炼各有优缺点。例如,仅做有氧运动,可能导致:因灵活性不佳而易受伤;大量有氧运动还会消耗蛋白质,导致骨骼肌力量减退、易疲劳;协调性不足,容易跌倒。

(3)关于锻炼技巧

许多患者和照护者担心自己不能掌握正确的锻炼技巧,有的人可能因此而中途放弃锻炼。但事实上,做比不做好,熟能生巧。在日常生活中有很多运动的机会,如走路、骑自行车等,从比较熟悉的、简单的锻炼慢慢开始,然后逐渐增加活动锻炼的类型和运动量。在这个过程中,患者的信心会逐渐增加。

身体锻炼对认知功能的益处已得到广泛认可。在日常生活中,对老年患者和照护者而言,选择锻炼活动应注意三方面:①根据各自身体状况和爱好,确定锻炼内容、时间和强度;②合理安排多种形式锻炼,兼顾有氧、灵活、力量等方面;③身体条件允许的情况下,也应控制锻炼时间,建议选择中等强度的锻炼(可以维持边运动边交谈)。

常见的几类身体锻炼包括有氧耐力训练、灵活性训练、力量训练和协调性训练,照护者也可以根据训练的强度和自身需求选择训练类型。

(1)有氧耐力训练

1)常见有氧耐力训练形式:散步、游泳、跳舞、园艺、自行车。

2)有氧耐力训练重要性:增强心肺能力,控制体重,调节情绪,利于睡眠。

3)缺乏有氧耐力训练的危害:心血管事件、代谢综合征等风险增加。

（2）灵活性训练

1）常见灵活性训练形式：拉伸。

2）灵活性训练重要性：活动更自如。

3）缺乏灵活性训练的危害：易疼痛、受伤、难以调动肌肉、疲劳。

4）灵活性训练内容：①"OK"手指操——手部和腕部训练：拇指与示指接触，形成字母"O"；松开后，拇指逐一与其余手指形成字母"O"；循环练习，适应后加快速度或双手同时练习。②绕肩运动——肩部训练：背部挺直，下巴微收；向上提肩，维持几秒后恢复；再次提肩，向后缓慢绕肩，同时夹紧肩胛骨；向后绕肩几次后，向前绕肩相同次数。③伸展运动——全身拉伸：缓慢拉伸，重在舒展；调节呼吸，量力而行。

 一图读懂

①

灵活性训练

"OK"手指操——手部和腕部训练

拇指与示指接触，形成字母"O"

松开后，拇指逐一与其余手指形成字母"O"

循环练习，适应后加快速度或双手同时练习

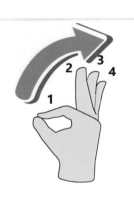

②

绕肩运动——肩部训练

背部挺直，下巴微收

向上提肩，维持几秒后恢复

再次提肩，向后缓慢绕肩，同时夹紧肩

胛骨向后绕肩几次后，向前绕肩相同次数

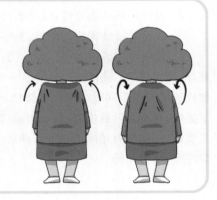

③

伸展运动——全身拉伸

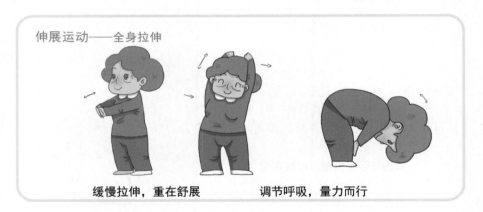

缓慢拉伸，重在舒展　　　　　调节呼吸，量力而行

（3）力量训练

1）常见力量的形式：自重或负重训练。

2）力量训练重要性：维持肌肉力量、造血功能、免疫力。

3）力量缺乏的危害：肌肉萎缩、感到虚弱、易疲劳。

4）力量训练内容，主要包含上肢与下肢训练。

上肢：①早上好——肩部、上肢肌群：双手握半拳，交叉放于身前；吸气并松拳，伸展手指，手臂抬向斜上方；呼气并伸展手臂，放松后缓慢放下手臂。②撑墙推——上肢、胸肌、核心肌群：面对墙壁站立，距墙约半步；手掌贴墙，比肩稍宽；

脚跟贴地，身体前倾；腹部收紧，屈臂前倾，维持 2 秒；缓慢撑起，恢复起始姿势。③勒紧裤腰带——背部中上肌群，胸部伸展训练：背部挺直，下巴微收，肩部放松；双手握拳，双肘贴于身体两侧；夹紧肩胛骨，带动双臂外展，维持 2 秒；双臂缓慢内收，恢复起始动作。

　　下肢：①踮脚跟——腓肠肌：扶住柜子或桌子作为平衡支撑；踮起脚尖，维持 10 秒后缓慢放下；脚踝受伤者避免进行此动作。②抬脚尖——小腿肌群：坐在椅子上，脚掌贴地；缓慢抬起脚尖至最高点，维持 10 秒缓慢放下；可双脚一起或单脚交替训练。③膝盖伸直——大腿肌肉，强健膝盖：坐在椅子上，伸直右腿，右手放于大腿上；收紧大腿肌肉，右腿上抬，手部感受肌肉发力；维持 10 秒后缓慢放下，双腿交替训练。

 一图读懂

力量训练——上肢肌群

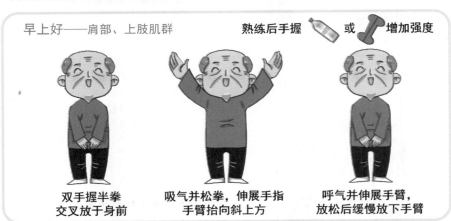

撑墙推——上肢、胸肌、核心肌群

面对墙壁站立，距墙约半步
手掌贴墙，比肩稍宽
脚跟贴地，身体前倾
腹部收紧，屈臂前倾，维持2秒
缓慢撑起，恢复起始姿势

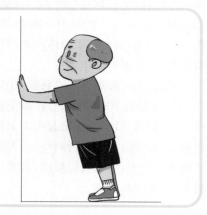

勒紧裤腰带——背部中上肌群，胸部伸展训练

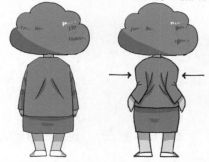

背部挺直，下巴微收，肩部放松
双手握拳，双肘贴于身体两侧
夹紧肩胛骨，带动双臂外展，维持2秒
双臂缓慢内收，恢复起始动作

力量训练——下肢肌群

踮脚跟——腓肠肌

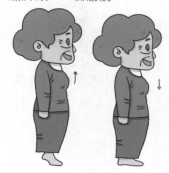

扶住柜子或桌子作为平衡支撑
踮起脚尖，维持10秒后缓慢放下
脚踝受伤者避免进行此动作

抬脚尖——小腿肌群

坐在椅子上，脚掌贴地
缓慢抬起脚尖至最高点，维持10秒
缓慢放下
可双脚一起或单脚交替训练

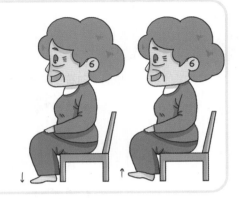

膝盖伸伸直——大腿肌肉，强健膝盖

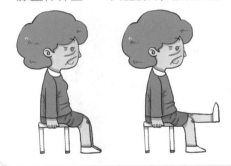

坐在椅子上，伸直右腿，右手放于大腿上
收紧大腿肌肉，右腿上抬，手部感受肌肉发力
维持10秒后缓慢放下，双腿交替训练

（4）协调性训练

1）协调性训练常见的形式：上述三种训练方式的结合。

2）协调性训练重要性：维持躯干和四肢的肌肉力量及协调。

3）缺乏协调性训练的危害：跌倒的危险增加。

4）协调性训练内容：①方框走：按照"向右→向后→向左→向前"的顺序，依次迈步并拢双脚。②前后脚：双脚并拢站立；一脚向前半步；前脚脚跟和后脚脚趾，位于同一直线。③转身：双脚自然分开，双手叉腰或放于髋部；向左同时转动头部和躯干，然后转向右侧；重复5～10次。

一图读懂

协调性训练

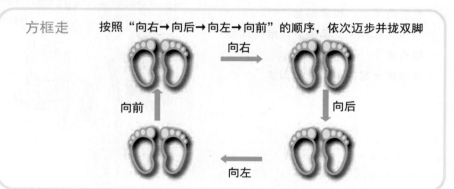

方框走   按照"向右→向后→向左→向前"的顺序，依次迈步并拢双脚

向右

向前   向后

向左

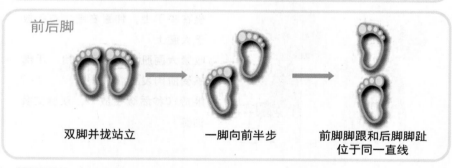

前后脚

双脚并拢站立   一脚向前半步   前脚脚跟和后脚脚趾
位于同一直线

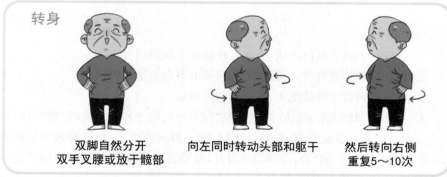

转身

双脚自然分开   向左同时转动头部和躯干   然后转向右侧
双手叉腰或放于髋部   重复5～10次

（张曙映　吴帆）

3.3.4 情绪问题

患病对于患者而言是一种应激反应,而认知障碍患者将长期处于这种慢性应激状态。由于认知功能的下降,患者会逐渐失去有效应对这些应激反应的能力,因此易表现出情绪问题。焦虑、抑郁和淡漠、激越是患者最常见的情绪症状。这些负性情绪会对患者的生活方式和生活质量造成消极影响。

当面对严重的、影响到睡眠和进食的情绪问题时,请务必就医。有效的抗抑郁焦虑治疗能改善患者的认知功能和生活质量。家人或陪护者要尊重患者的人格,尊重他们的生活习惯,多给予他们鼓励,让他们参与些有趣的事情,使患者能生活在一个充满亲情与关爱的环境中,让他们有被重视的感觉,感受到安全和被接纳。

（1）焦虑

患病老人会担心自己记性越来越差,担心给家里人带来麻烦,害怕疾病进展加快,易出现焦虑。他们常坐立不安、来回走动等。家人或陪护者要付出爱心、耐心、细心和毅力,给患者足够的照护和看护。在患者出差错或是带来麻烦时,不责备患者,让他们感受到包容与接纳。以下措施可缓解和改善焦虑情绪。

1）心理支持。由医师或陪护者与患者反复沟通,倾听患者的烦恼,给患者支持与关爱。可以带患者翻开家庭相册,回忆过去的快乐时光和自己的成长历程,来帮助患者维持和巩固记忆力,提升生活信心,减轻焦虑。

2）行为康复训练。根据患者的病情,通过带着患者重新熟悉生活环境,如重新认识家庭成员、熟悉家里的大门街道,学习如何使用水电煤气等,引导患者自立,帮助患者改善生活逐渐失去掌控的不安。对患者的生活进行照护时,要做到以帮助为主,代劳为辅。对于患者可自理的活动,如穿衣、吃饭、上厕所、洗澡等,尽量让患者自己完成,以维持各种功能。对于一定程度上已经丧失活动能力的患者,如果病情允许,可以适当让他们做一些洗碗、扫地、递东西、整理床铺等简单家务。

3）保证生活规律。让患者维持正常的生活状态,按时起床、睡觉、进餐,跟正常人生活节奏同步也会在一定程度上缓解其焦虑情绪。使居室尽量安静、舒适,让患者有充足的休息和睡眠。白天多带老人晒晒太阳,做些力所能及的家务等,晚上为患者创造良好的入睡条件,睡前用温水泡脚,不进行刺激性谈话或观看刺激性电视节目,不饮用浓茶、咖啡,不吸烟。失眠者可以给予小剂量的安眠药。

4）安排有趣的活动。鼓励患者做一些有益、有趣的手工活动及适当的体育

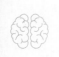
锻炼。适当的体育锻炼对稳定情绪十分有益。具体活动项目可根据患者自身的特点、兴趣、爱好来选择,如散步、慢跑、气功、太极、玩健身球、写字、打算盘等。可以指导患者听一些轻松、舒缓的音乐,音乐对焦虑情绪有一定的调节作用。

（2）抑郁和淡漠

抑郁和淡漠的患者常出现呆滞、睡眠障碍、疲倦等症状。家人或陪护者要采取积极的态度,具体建议如下。

1）家人或陪护者要耐心倾听患者的叙述,不强迫患者做不情愿的事情,对患者多说一些关爱的语言,从心理抚慰的角度做好护理。对中、重度患者,要尽可能做到全天候专人看护,避免危险发生。

2）劝导或引导患者实施行为,而不是命令。比如递给他毛巾,说:"你的手指很长,手真漂亮,擦一下吧,让它们干干净净的。"让他们自己决定要不要擦擦手;比如一起做手指操、吃饭、读报、唱歌等活动时,向他们展示你想让他们做的事情,他们会跟着一起做。

（3）激越

激越的患者常为小事发火,甚至出现攻击行为。家人或陪护者要及时引导,而非迁怒于患者,具体建议如下。

1）尽量避免应激源,如病房环境尽可能按患者原有的生活习惯设置等。

2）在激越行为萌芽时及时察觉,家人或陪护者可以将患者注意力转移到他感兴趣的方面,以有效减少激越行为的发生。

3）当患者出现激越行为时,家人或陪护者应分析产生激越的具体原因,避免使用禁止、命令的语言,更不能将其制服或反锁在室内,以免增加患者的心理压力,使其病情加重。

认知障碍患者常有情绪和精神上的变化,如猜疑、自私、幻觉、妄想等,家人和陪护者应该理解这是疾病导致的,不要责备患者,要宽容,给予爱心。耐心倾听患者的诉说,尽量满足他们的合理要求,不能满足的应耐心解释,用诚恳的态度对待。切记不要使用伤害感情或患者自尊心的言语和行为,那样会使患者受到心理伤害,产生低落情绪,甚至引发攻击性行为。

（任安然）

3.3.5　抗拒

认知障碍患者往往会经历一段从否认、愤怒到接受、适应的情感反应。很多患者一开始难以接受阿尔茨海默病的诊断，会否认自己的病情，不愿意去看医师，不愿做检查，拒绝服药，抗拒进食等。

遇到这种情况，作为家人或陪护者，耐心是第一位的。我们要给患者一段时间去接受自己的病情，而不是催促、逼迫他们就医。当他们意识到自己认知上的衰退，可能会心情低落、脾气变差。如果子女表现出嫌弃，他会更加心痛自责，抗拒子女的帮助。

（1）拒绝就医，拒绝服药

对于拒绝就医的患者，要从心理抚慰的角度做好心理疏导，让他们认识到进行性认知损害是一种疾病，需要医师的指导和治疗。对于拒绝服药的患者，家人或陪护者要监督患者把药吞下，还要让患者张开嘴，检查是否已经把药咽下，防止患者在无人看管的情况下把药物吐掉或取出。不宜吞服药片，最好将药片掰成小粒或研碎溶于水中服用，以免患者因服药不适而拒绝服药。

（2）抗拒进食

食欲缺乏、进食困难是认知障碍患者普遍存在的问题。对于抗拒进食的患者，可以尝试以下方法解决。

1）对于因缺乏安全感而抗拒进食者，家人或陪护者要营造一个患者感到舒适的环境，并全程陪护，让患者明白家人或陪护者是在照护他，让他安心进食。对于因混乱、嘈杂环境分心而抗拒进食者，需要营造安静的环境，减少分心的因素，可尝试播放柔和的音乐。

2）对因抑郁而失去胃口的患者，家人或陪护者可在保证营养的前提下提供患者喜爱的食物，促进他的食欲；对因疾病而影响胃口的患者，家人或陪护者要及时咨询医师意见；对因烦躁不安而不能长时间用餐的患者，要查明烦躁的原因，少食多餐或建立有规律的进餐时间，在患者情绪较稳定的时段进食。

3）提供营养丰富、清淡可口的饮食，食物要温度适中，无刺，无骨，容易食用，易于消化。避免患者因为怕麻烦或食用后引起肠胃不适而拒绝进食。

4）进食时要保证有人陪伴，尽量采取坐位或半卧位。应缓慢进食，不可催促。对于吞咽困难者，以半流质或软食为宜，避免过于干硬而难以吞咽。每次吞咽后要让患者反复做几次空咽运动，确保食物全部咽下，防止噎食及呛咳。若需要喂食，则要细心检查患者口中情况，喂食要缓慢，以免引起患者不适，拒绝进食。

（3）拒绝洗澡

有些认知障碍患者已经不记得洗澡是为了什么，因此没有足够的耐心洗澡。

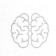

或是因暴露身体觉得难为情、穿脱衣服困难、害怕摔倒、水温不合适等原因而拒绝洗澡。对于拒绝洗澡的患者,洗澡不急于一次完成。建议第一次或前几次,先让患者接受洗澡这个动作,不抗拒,再进一步进行完整的洗澡过程。等患者适应、建立信心与安全感,洗澡成为他生活的一部分,就容易多了。注意洗澡期间要全程有人陪伴和扶持。以下几点可能有帮助。

1)对不了解洗澡的意思、目的和方法的患者,家人或陪护者需要充分解释,合理安排洗澡日程,使定时洗澡成为一种习惯。可以让患者自己在日历上作记号,陪护者帮助记录,当他拒绝洗澡时带他看。完成时立即给予鼓励,比如称赞她皮肤好、香喷喷、洗得很干净等。

2)对于注重个人隐私的患者,家人或陪护者要给予充分尊重。刚进浴室,可不必立即脱去所有衣物,让患者自己选择,让他觉得拥有主动权,比如先洗脸或先洗背、先脱裤子或上衣。协助时动作应轻柔,用大浴巾包裹身体,或在背后帮助以减少尴尬。

3)对害怕摔倒的患者,家人或陪护者要营造安全的环境。比如使浴室光线明亮,保持洗澡间地面干燥或放置防滑垫,设座位、在墙上安装护栏和扶手,让患者有安全感。对觉得浴室冷、水流声很吵的患者,可打开暖气使浴室温暖,提前放好洗澡水等,营造舒适的洗澡环境。

4)由于患者往往很难适应环境的变化,因此要让洗澡间布局合理、物品齐全、摆放位置固定,且没有阻碍患者行动的东西。患者的衣服尽量不要有拉链或纽扣,按穿在身上的顺序摆放好。部分患者有精神行为症状,此时要尽量排除洗澡过程中会让他产生幻觉的因素,以免他因幻觉而对洗澡产生畏惧。这需要陪护者细心观察与深入了解。

5)对因情绪低落而拒绝洗澡的患者,可以调整安排,选择他心情好的时候再洗澡。或在洗澡时为患者准备他喜欢的物品或播放他喜爱的音乐。还可以用条件做交换,比如患者喜欢出门,可答应他在洗完澡后带他出去走走。患者拒绝时暂时顺着他,转移其注意力,过一会儿再试。

(任安然　齐佳宁)

3.3.6 兴趣丧失

一些家属观察到,在患者患病初期,其兴趣爱好可能会发生改变,可能表现为对任何东西丧失兴趣。例如,有的患者以前最喜欢听沪剧,放在以前,给他买沪剧的门票,他肯定非常喜欢,但生病以后,即使给他票,他可能也不想去看。一些患者在生病前有一手好的针线活,无论是帮老伴还是帮子女打毛衣,都很开心,就算什么事情都不做,也会先织毛衣,但是生病以后,可能会变得对做针线活非常排斥。

在这种情况下,无论家属如何调动,患者对一切事物都提不起兴趣,包括以前热爱的活动,或者是和家人互动等。对于患者的这些变化和行为,可以从两个角度来理解。一方面,从精神科的角度去理解,患者对一切丧失兴趣可能是淡漠症状的表现。淡漠具体表现为平时越来越低落,不愿参加社交活动,对任何事情没有兴趣,到最后可能连打理自己都没有兴趣。另一方面,从心理学的角度剖析,患者可能在更早的时期已经意识到自身记忆和能力的减退,比如与朋友外出时要处理的计划、钱、交通等方面的问题,患者已经意识到自己不能自如地应对这些事务,甚至还可能在朋友面前出丑。例如,朋友在讨论沪剧怎么好看、怎么好听,谈论得头头是道,甚至一起唱起熟悉的片段,患者可能已经记不得词曲的段落,甚至看到同样的词,患者都读不出来。在这种情况下,患者可能会想办法去掩饰自己的弱点和缺点,具体表现可能就是拒绝参加这些社交活动。如果患者出现这种情况,最重要的就是不要让他有自卑感。如果患者不愿意出门看沪剧,家属可以在家里播放,让患者解解闷。假如患者觉得跟人交往比较累,可以把患者放到一个不会太疲劳的社交环境。除此之外,可以顺势而为,帮助老人培养新的兴趣爱好。有的老人在生病前很喜欢看连续剧,到后来,可能会发展成只爱看动物世界或动画片。观看的内容可以根据老人认知变化的情况慢慢调整,尝试了解老人现在喜欢什么样的活动,不要想着保持之前的喜好。

总而言之,在应对患者的兴趣变化时,顺势而为是十分重要的。如果坚持要老人保持从前的喜好活动,他可能经常会犯错,因为害怕犯错、要面子反而更加拒绝活动。因此,要遵循顺势而为的原则,增加患者的活动,增加其自信,并且保持一定的人际交往强度。在老人能接受的范围内尽可能地参与活动,参与朋友家人的聚餐,增加子女孙子辈的拜访等。

（荣晓珊）

3.3.7　语言及其训练

认知障碍患者通常有不同程度的语言功能障碍,家人或照护者要有足够的耐心,利用一切护理、治疗的机会,主动与患者交流,促进患者语言功能的康复。认知障碍家属照护者可以参与的促进语言康复的训练包括以下几类。

1）可以利用写有单词、短语的卡片和图片等,来进行训练。

2）对于失语患者，家人或照护者要像教婴幼儿学说话那样，根据失语类型，有针对性地对患者加强训练。①命名性失语，主要是遗忘名称，护理时可反复说出名称，强化记忆；②运动性失语，主要为发音困难，护理时可向患者示范口型，一字一句面对面地教。

3）为了延缓患者智力进一步衰退，锻炼他们的语言功能，家人和照护者要多多促进患者适度用脑，鼓励他们参与读书、看报、听广播、看电视、聊天等活动，接受来自外界的各种刺激。同时也要注意劳逸结合，训练一段时间后转换到室外放松和休息，转换兴奋中心。

4）可以开展一些有趣的活动，如听音乐、猜字谜、讲故事、跳舞等。引导患者多用脑，提高语言和记忆能力。日常生活可以借非语言沟通（如手势）改善生活质量。

（任安然）

3.3.8　睡眠问题

失眠障碍是以频繁而持续的入睡困难或睡眠维持困难并导致睡眠满意度不足为特征的睡眠障碍。失眠障碍还包括社会功能损害，与大多数精神障碍相似。失眠障碍既可以独立存在，也可以与其他精神障碍共病。

（1）失眠障碍的分类

根据美国睡眠医学会 ICSD-3 标准，失眠障碍可以分为短期失眠障碍和慢性失眠障碍。短期失眠障碍是指患者的失眠时间少于 3 个月，并且失眠主要与患者素质因素和应激事件有关，应及时处理应激事件，防止出现不良应对模式而导致失眠慢性化。慢性失眠障碍是指患者的失眠时间往往为 3 个月以上，慢性失眠障碍患者通常已无法回忆最初的应激事件，并且患者已进展出不良应对模式，如卧床时间过长、过度担忧、入睡困难等。

（2）失眠障碍的危险因素

失眠的危险因素包括年龄、生活压力、身体状况、性别、既往史和遗传因素等。

1）年龄：随着年龄的增长，睡眠调节中枢退化，睡眠稳定性变差，越易出现失眠。

2）性别：女性患病率是男性的 1.41 倍，且这种差异随着年龄的增长而增大，可能与围绝经期等多种因素有关。

3）既往史：失眠具有波动性，既往曾发生失眠的患者，再次出现失眠的可能性明显增加。

4）遗传因素：谱系研究显示失眠在家族中具有延续性。

5）对环境的失眠反应性：即对新环境过于敏感，更换环境易发生失眠。

6）个性特征：神经质、内化性、易焦虑和完美主义者易发生失眠。

7）精神障碍和躯体疾病：失眠与这两类疾病相互影响。

（3）风险与应对措施

根据过度觉醒假说，失眠发生后的 24 小时持续存在交感神经过度兴奋，可以使失眠者血压升高、心率增快。长期处于此状态显著增加代谢性疾病风险。因此，预防和正确应对睡眠障碍是十分重要的。

应对失眠障碍的总体目标包括：①增加有效睡眠时间，改善睡眠质量；②改善失眠相关日间损害；③避免自短期失眠障碍向慢性失眠障碍的演变；④减少失眠相关躯体疾病或情绪障碍风险。其中，最重要的是帮助认知障碍患者养成良好的睡眠习惯，同时也要避免一些可能影响睡眠质量的不良睡前习惯。此外，认知障碍的治疗药物也可能对认知障碍患者的睡眠产生影响，如果药物对睡眠的影响较为严重，患者需要及时与医师沟通，必要时调整用药。

1）养成良好的睡眠习惯。良好的睡眠可保证机体专注于恢复的时间，提高睡眠质量有助于减轻慢病症状。良好的睡眠习惯包括保持规律的休息和睡眠节律、每天睡前做相同的事情、坚持做到卧室只用于睡觉。研究表明，做好上述睡眠自我管理，养成良好睡眠规律，获得好睡眠的成功率可达 75％～80％。但是，培养好的睡眠节律靠持之以恒，研究表明，良好的睡眠节律需调节至少 2～4 周才能看到效果，坚持 10～12 周可有明显改善。

2）睡前避免做的事。良好的习惯可以帮助入睡，不良的生活习惯同样会对睡眠产生影响。存在睡眠障碍的患者不妨回顾一下自己是否存在以下习惯，这些不良习惯都可能会对睡眠存在不良影响：①暴饮暴食（尤其是夜宵）后，肠胃消化需要耗能，这导致机体的恢复不足；②饮酒可能使个体处于浅睡眠状态，夜间容易觉醒，导致睡眠质量低下；③咖啡因或吸烟，服用含咖啡因的饮品或食物会导致神经系统处于兴奋状态，导致入睡困难，吸烟具有同样的作用；④在睡前使用手机或看电视，屏幕中过强的光线会扰乱睡眠节律，影响睡眠质量；⑤睡前使用利尿剂，或饮水或食用水果（尤其是利尿水果）过多，半夜会因排尿而导致睡眠中断，影响整体睡眠质量；⑥在午饭或晚饭后休息过久，可能会导致晚间入睡困难；⑦在睡前进行运动会使心率加快，个体处于兴奋状态，同样可能使患者入睡困难。

注意事项

睡前避免做的事

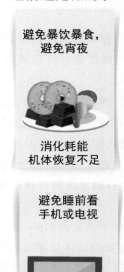

避免暴饮暴食，
避免宵夜

消化耗能
机体恢复不足

避免饮酒

处于浅睡眠
夜间易觉醒

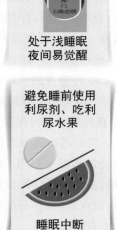

避免咖啡因或吸烟

咖啡

入睡困难

避免睡前看
手机或电视

光线扰乱睡眠节律

避免睡前使用
利尿剂、吃利
尿水果

睡眠中断

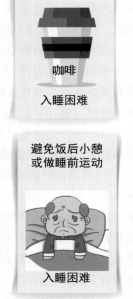

避免饭后小憩
或做睡前运动

入睡困难

3）药物影响及用药注意事项。照护者需要识别患者睡眠障碍的原因。比如睡眠障碍是否由上述不良的睡眠习惯引起，在排除上述原因之后，可以考虑睡眠障碍是否与服用认知障碍相关药物有关。对有睡眠障碍的认知障碍患者，在用药上要考虑患者除睡眠障碍外是否存在其他症状。如果患者只有睡眠障碍或焦虑症状，可考虑使用苯二氮䓬类药物。对同时有精神病性症状和睡眠障碍的患者选用奥氮平和喹硫平等镇静作用较强的药物。对有抑郁和睡眠障碍的患者可在睡前给予具有镇静作用的抗抑郁药，如米氮平（瑞美隆）、三唑酮。

综上所述，应对睡眠障碍可以从以上三个方面采取措施，包括养成良好的睡眠习惯、避免不良的睡前习惯和必要时采取药物治疗。具体可以从以下七个方面采取措施：①睡眠卫生教育，预防和纠正不良睡眠行为；②确定期望睡眠达到的具体目标，如总睡眠时间超过6小时；③减少卧床时间，增强睡眠驱动力，加强床、放松与睡眠之间的积极联系，形成积极的条件反射；④去除诱发因素，减少日间损害，改善不良应对模式；⑤必要时药物治疗，使用药物时应权衡利弊，尽量减少或避免药物不良反应；⑥药物治疗疗程小于4周可持续用药，超过4周需重新评估，每6个月或者病情复发或波动时应重新全面评价；⑦指南中的中医药治疗、针灸疗法、电针疗法均有循证医学证据。

（张曙映）

3.3.9 跌倒

随着患者认知能力的不断减退，他们对环境的适应能力逐渐下降，在居家环境中的潜在危险因素，也会导致认知障碍患者发生跌倒。研究发现，居家照护的认知障碍患者跌倒的发生率高于在医院的老年人，这可能是由于居家环境的安全风险较大，如房间杂物过多、地面过滑等都是患者跌倒的危险因素。因此，认识到跌倒的危害性，了解可能的跌倒原因，及时识别居家环境中的危险因素，对预防认知障碍患者跌倒至关重要。

（1）认知障碍患者跌倒原因分析

跌倒的原因可能与环境有关，也与患者自身因素和疾病因素有关，可能造成跌倒的原因包括以下几类。

1）衰老导致骨骼肌肉系统退化，肌肉力量和关节灵活性下降，或腰背、脊柱的劳损退变使脊柱对下肢的调节能力下降。因此，衰老本身会导致身体虚弱、行动不便、步态变化和平衡能力变差。

2）缺乏锻炼，尤其在力量性、柔韧性、灵活性方面。

3）记忆和执行功能受损，比如失用。

4）判断力受损，比如独自下楼梯。

5）视空间障碍，比如看不清地上的水渍、和地板颜色相近的障碍物。

6）房间杂物凌乱，比如经常使用的物品未放置在合适位置。

7）药物因素，比如精神药物。

8）各种导致坐立不安的原因，比如疼痛、饥饿、焦虑等。

9）如厕。

（2）应对跌倒

对认知障碍患者的生活环境进行改造，使用髋部保护辅具，或加强规律运动每周/每2周进行一次活动锻炼等，可以明显降低认知障碍的老人的跌倒发生率。对认知功能较好的老人，这些措施也能延缓初次跌倒的发生和降低其跌倒发生率。

在老人发生跌倒后，可以帮助患者按照以下步骤进行良好的应对。

1）身体滚向一侧。

2）爬行或拖拉着自己到椅子前。

3）面对椅子，双膝跪起。

4）一膝向前，并让这只脚着地，利用椅子以双臂支撑自己起来，直到身体直立至足可把臀部转过来坐下。

5）休息一会儿才站起来。

（3）预防跌倒的建议

研究显示，进行环境改造、使用髋部保护辅具、参与活动锻炼可以使患者跌倒发生率降低、初次跌倒时间延长。因此，采取恰当的预防手段可以有效避免认知障碍患者跌倒的发生，以下是预防跌倒的15条建议。

1）提供色差明显的标志，比如阶梯的前沿漆上不同的颜色。

2）保持光线合适，灯光不宜过亮或过暗。

3）家里的走道保持通畅，障碍要去除。

4）室外房门入口避免杂物堆放，比如任何电线、家具和凌乱的东西。

5）重要区域门前有提醒标志。

6）床旁放置重要物品，所需物品如水杯放在伸手可及的范围。

7）观察患者需求，比如出门、如厕。

8）减轻噪声，避免患者情绪受影响。

9）穿合身、宽松的衣服，穿鞋底防滑的鞋子。

10）卧室或客厅地毯/垫平整、稳固，卫生间装扶手。

11）在家里安装警报和呼叫铃。

12）采取渐进式活动和改变姿势。

13）家具精挑选，沙发、床要有一定硬度，高度适中。

14）扶手要稳固，楼梯台阶有防滑条，扶手稳固干净。

15）使用防滑拐杖，外出有人陪护。

（祁雯雯）

3.3.10　徘徊

徘徊是认知障碍患者常见的一种运动行为,多表现为过多的来回、环绕或随机的行走,具有重复性、频繁性和暂时性迷失方向的特点。严重的徘徊行为表现为时间和空间定向能力的障碍并出现漫无目的的游荡。具体表现包括:①比平时步行回家晚了;②忘记怎么去熟悉的地方;③以为要和以前那样去上班;④即使在家时也想要"回家";⑤躁动不安,步态或重复动作;⑥在家找不到熟悉的地方,如浴室、卧室或餐厅;⑦想去看过去的朋友或去找不在家的家人;⑧想去做以前的业余爱好或琐事(比如找人打麻将);⑨在拥挤的购物中心或餐馆里感到紧张或焦虑。

（1）徘徊发生的原因

超过 60％的认知障碍患者有徘徊和游荡的行为表现。每 10 位患者中有 6 位会发生徘徊症。徘徊发生原因多样,但共性因素是焦虑情绪。认知障碍患者存在记忆和时间地点定向能力的减退,常常会出现"我要回家"的念头,即使本身就在自己的家中。曾经因为工作每天外出的退休人员,会由于患有认知障碍而依然想要每天外出。另外,当认知障碍患者出现生活不能完全自理而需要接受护理,或入住医院、养老院等陌生环境时,会给其带来各种压力或不安,从而促使其想要回到自己家中而产生徘徊和游荡的行为。

在认知障碍患者中,徘徊和游荡行为的出现与认知障碍的疾病类型有关,如被诊断为阿尔茨海默病的患者发生徘徊和游荡行为的可能性更高,并且徘徊和游荡行为的出现与认知障碍的严重程度和持续时间呈正相关。其中,有以下表现的认知障碍患者更容易出现徘徊和游荡行为:①在自己以往熟悉的环境中容易迷路,甚至忘了家里浴室、卧室、餐厅等的方位;②试图去完成以前的职责,但什么也没有做;③不能很好地控制自己的情绪,焦躁不安,频繁踱步,做重复的动作;④没有时间观念,不能意识到什么时候会有危险;⑤不喜欢与他人接触,情愿独处,更喜欢一个人待着;⑥在新的环境下或当环境改变时不愿说话,保持沉默;⑦总是寻问熟悉的人的去向;⑧合并睡眠障碍的认知障碍患者出现徘徊和游荡行为的风险更高。

（2）徘徊和游荡行为的危害

患者的徘徊和游荡行为不仅会对个人安全造成危害,也会给照护者带来巨大的压力。

1）对个人的危害。过度的徘徊和游荡会使患者出现疲劳、营养不良、跌倒外伤、脱水等事故。认知障碍患者在徘徊和游荡过程中经常未经允许非法侵入他人私人空间,从而引发患者与他人之间的争吵和暴力行为。因徘徊和游荡而

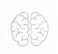
走失的认知障碍患者如果没有在24小时内被及时找到,有将近一半的可能会遭受严重伤害甚至死亡。

2)对照护者的危害。认知障碍患者的徘徊和游荡行为给照护者带来巨大压力,易引发照护者出现身心疲劳、睡眠障碍和抑郁症状。认知障碍患者的徘徊和游荡行为越严重,照护者所付出的看护成本越高,会造成更多的时间和经济上的损失。

（3）徘徊和游荡行为的应对

对于认知障碍患者的徘徊行为,不要进行一味的阻止和说教,尽量避免强行限制其活动自由的措施,要理解其心境,诱导其向其他事物转移注意力,必要时陪同外出,减少其发生意外的可能性。为避免由上述徘徊和游荡行为带来的危害,具体可以采取以下应对措施。

1)认知障碍患者经常在一天的某段时间内容易出现徘徊和游荡行为,寻找规律,并在这个时间做好活动计划。

2)创造能使认知障碍患者感到舒适和安心的环境,如使人感到平和的音乐和光线等。给予适当的活动和锻炼机会。

3)保持良好的邻里关系,获得社区人群的理解和帮助。

4)在认知障碍患者的服装或随身物品上标注姓名、住址和联系方式,一旦出现走失,应及时寻求社区和公安部门的帮助。

此外,以下是预防徘徊症的8条建议:①作息规律、固定;②居家环境有充分但封闭的活动空间——疏胜于堵;③佩戴有联系方式的手环、项链、手表带等物品;④穿容易辨识、颜色较鲜艳明亮的衣服;⑤佩戴定位仪,必要时告知小区门卫患者情况;⑥尽量不要带患者去拥堵嘈杂的地方;⑦保持睡眠规律,白天鼓励患者一起锻炼,避免无聊、嗜睡;⑧观察是否有焦虑情绪、不适、饥饿等内在诱因。

（荣晓珊）

3.3.11　失踪问题

中国每年走失老人约为50万人,老年认知障碍是重要原因。走失老人中,女性比例略高于男性。并且75岁以上老年人走失率比较高。失踪是指认知障碍患者在外出过程中不能确认自己的位置,不能找到目的地或起始地点的位置而下落不明,未能被照护者及时找寻到。认知障碍患者失踪的根本原因是患者缺乏对陌生环境的观察能力,不能找到目的地或起始地点的位置。另外,认知障碍患者缺乏解决问题的能力,不会主动寻求帮助,在走失后很难凭自己找到回家的路。

（1）认知障碍患者失踪事件的特点

认知障碍患者年龄越大，失踪时间越长，失踪时气候越恶劣，对失踪者的危害就越大。认知障碍患者失踪事件往往还具有以下特点。

1）认知障碍患者经常会在日常的独自活动、睡眠觉醒及情绪波动时发生失踪。不同于徘徊和游荡行为，认知障碍患者的失踪经常具有不可预料性，可能发生于一天的任何时间。

2）很大一部分认知障碍患者的失踪是因为其存在记忆和注意力缺陷，不能遵从照护者的指示停留在某个指定的地点而独自行动。认知障碍患者也会因为一些不切实际的要求得不到满足而离家后走失。

3）在大多数认知障碍患者失踪事件中，步行失踪最常见，而且大多数失踪者能够在最后被看到的地点附近找到（大约一半以上能够在 1～2 km 范围内找到）。

4）认知障碍患者失踪后一半以上能够在半小时内被找到，大约 1/3 能够在 2 小时内被找到，少部分认知障碍患者失踪超过 2 小时。

（2）预防认知障碍患者的失踪

日常看护是预防认知障碍患者走失的关键，但对于居家认知障碍患者来说，照护者很难做到 24 小时不间断地看护，必要时可以寻求社区和街道的帮助。做好认知障碍患者失踪的准备，包括准备认知障碍患者的照片以便寻求他人帮助时使用；记录所有在认知障碍患者失踪后可以提供帮助的人员、社会机构的电话；在认知障碍患者的随身衣物及用品上标注姓名、住址和联系方式，以便他人发现失踪者后及时联系照护者。

定期对认知障碍患者做认知能力的测试，特别是寻路能力、解决问题能力及回忆新事物的能力，以评估认知障碍患者是否存在走失的风险。对于存在走失高风险的认知障碍患者，有必要劝阻其放弃骑行、驾车等增加失踪伤害风险的行为。采取防范措施，防止高风险认知障碍患者独自外出。例如，在户门出口处设置视觉障碍如镜子、壁画等，用衣物、胶带等遮掩物掩饰门把手，采用新型的门窗锁止装置关闭门窗，或采用家用警报、监视装置协助看护者对认知障碍患者进行日常看护。定位装置的应用可在认知障碍患者失踪后尽早获取其位置信息。

（3）认知障碍患者失踪后如何应对

由于大多数认知障碍失踪者能够在最后被看到的地点附近找到，所以首先在亲戚朋友及邻居的帮助下花 10～20 分钟搜寻这一区域。突发失踪后记得寻找一些隐蔽的区域，包括周边小区的绿化带、车库，以及自己家里的壁橱、床下等空间。不要等到失踪 24 小时后再报案寻求警方的帮助，认知障碍失踪者越早被发现，受伤害的可能性就越小。

注意事项

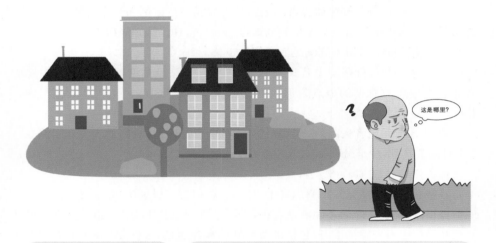

将患者相关信息制成二维码，以卡片形式放在患者身上或印在衣服及随身携带的包上

采用定位装置：小巧轻便易佩戴、操作简单、电池寿命长、坚固且不易损坏

（1）五星定位

（2）电子围栏：超出安全区报警提醒

（3）轨迹回放：查询近期运动轨迹

（4）语音对聊：可发送语音或文字沟通

（5）远程监听：倾听老人身边的声音

（6）一键"SOS"：长按"SOS"键一键求救

（荣晓珊）

3.3.12　驾车问题

随着社会人口的老龄化及驾车行为的普遍化,驾车人群中认知障碍患者的比例也在不断提高。关于认知障碍患者是否还应该被允许驾车,社会各界可能持有不同声音。持支持的观点认为,习惯于开车出行的老年人会因为被不允许继续开车而减少出行、社交,甚至影响休闲、购物等日常生活;被禁止开车会对这些老年人的心理产生负面影响,包括身份认同感和自尊的丧失,从而导致其出现社会隔离和抑郁等;有些老年人出现轻度认知功能减退后可能会因为害怕被禁止驾车而避免就医。反对者则指出,认知障碍患者认路和方向判断能力减退,增加了其迷路甚至失踪的风险;认知障碍患者驾车的操控能力减退、对交通规则和交通标识的解读能力减退、对交通突发事件的应变能力减退、自身情绪控制能力的减退,都会增加交通事故的发生,给驾驶者、乘坐者及其他车辆和行人带来危害。

(1) 患者驾车能力的评估

有证据表明,虽然认知障碍患者最终将面临被禁止驾车,但大多数轻度认知障碍患者在疾病早期可以安全地驾车。但在认知障碍早期,如何评估认知障碍患者是否适合驾车呢?

1) 认知障碍患者及其照护者应如实、详细地描述患者日常行为表现,为评估者提供评价参考。由于认知障碍通常是一种长期的慢性疾病,需仔细回顾,防止遗漏潜移默化的重要改变。照护者不应该因为自己内心希望认知障碍患者能继续驾车而提供虚假信息。

2) 采用神经心理学量表对认知障碍患者的认知功能及行为能力进行测试,如采用简易精神状态评价量表、日常生活活动能力评价量表和临床痴呆评定量表等。同时可结合专门用于测试定向力、注意力、视觉及空间感知等能力的量表进行综合评价。

3) 应用驾驶模拟器对认知障碍患者的驾驶能力进行评估,但需注意很多老年人因为存在视觉晕动病而不能耐受这种测试。

4) 条件允许时,可采用真实路况上的驾驶能力测评。此种测评可信度高,但由于无法广泛开展而被限制应用。

驾驶是一项需要多方面协同配合的综合技能,我们真正需要考虑的是认知障碍患者的认知功能减退和身体状况是否仍适合继续开车上路,而不是单纯对驾驶技术的考验。划定认知障碍患者是否有能力继续驾车的标准并不容易,目前还没有任何测试评估能明确告诉人们什么样的认知障碍患者开车足够安全。

但是,认知障碍患者一旦出现以下表现,则提示不再适合驾车。

1) 驾车者的驾驶习惯发生明显改变,比如频繁出现无理由地加速或行车缓慢。

2）频繁的交通违章行为,经常出现碰擦等交通事故。

3）外出驾车期间找不到以前熟悉的路线,发生迷路。

4）各种原因导致的视力减退,甚至存在视幻觉的认知障碍患者。

5）神经肌肉功能的异常,比如动作迟缓及不自主抖动等。

6）经常出现乏力思睡及注意力不集中的现象。

7）经常出现情绪波动无法自控或长期服用抗抑郁焦虑等精神科药物。

8）经过认知评估确认存在记忆力、注意力、空间感知能力、判断推理能力、执行反应能力等减退的认知障碍患者。

（2）放弃驾车后的替代方案

公共交通的使用对认知障碍患者来说存在一定困难,所以无法完全替代驾车的作用。认知障碍患者需减少不必要的出行,紧急情况可寻求家人、邻里及社区公益组织的帮助。认知障碍患者可以在家人的帮助下主动改变生活习惯,更好地利用周边的生活设施,条件允许可移居更安全便利的生活社区。

（潘锋丰）

3.3.13　出行安全

由于患者认知减退,定向和定位能力也会下降,出门在外时,家属会格外担心患者的安全问题。有家属照护者反映了这样的矛盾情况:患者在每次和朋友出去游玩回来,心情都会很好,头脑也会更加清晰,患者本身对旅游十分感兴趣,很想去一次国外。家属想硬着头皮带他出门,但是又担心到国外语言又不通,一个人招架不过来。考虑到没有儿女一同出行,家属希望导游可以帮忙一同在路上照看患者不要走丢,但又担心因此被人差别对待,担心其他人投来歧视的目光。

在外出游玩时,需要格外注意认知障碍患者的安全问题,但并不是说因为患者存在走失的风险就限制患者的外出和出游,这对他们的病情是不利的。家属采取以下简单易行的措施,可以提高患者出行的安全系数。

（1）安装定位器

可以通过在患者的贴身衣服和物品上安装定位器,通过手机随时查看患者的位置信息。

（2）为患者备齐出行期间所需的药物

按时按量服药可以保证患者在出行期间不会因为停药而导致突然发病。

（3）紧急联系卡

可以在患者的贴身衣服缝上家属的联系方式和患者的疾病状况等信息。这样即使在走失的情况下，也能帮助患者尽快识别身份，联系到患者的家属。

（潘锋丰）

3.3.14　吞咽障碍

吞咽障碍是指由于下颌、双唇、舌、软腭、咽喉、食管括约肌或食管的结构和（或）功能受损，不能安全有效地把食物正常送到胃内的一个过程。吞咽障碍的常见临床表现包括流涎、食物从口角漏出、咀嚼不能、张口困难、吞咽延迟、咳嗽、哽噎、声音嘶哑、食物反流、食物滞留在口腔和咽部、误吸及喉结构上抬幅度不足等。牙龈疾病或不合适的义齿引起的口干或口腔不适是认知障碍患者发生吞咽或进食问题的常见原因。不同类型认知障碍患者吞咽障碍发生率存在一定差异。额颞叶变性认知障碍患者的发生率为 13％～57％；血管性认知障碍、帕金森病认知障碍患者的发生率约为 50％；路易体认知障碍患者发生率高于 AD 患者，AD 早期患者中也会发生。吞咽障碍是认知障碍较为常见的一种并发症，会导致营养不良、脱水、反复肺部感染，降低老年患者的生活质量。

（1）吞咽障碍筛查

吞咽障碍的常见筛查包括反复唾液吞咽试验、洼田饮水试验及进食评估问卷。反复唾液吞咽试验是一种评估反复吞咽的能力、与误咽的相关性高、较为安全的筛查方法。该试验主要用于评估高龄患者吞咽功能。检查时，高龄患者取坐位或半坐卧位，检查者手指位于受试者喉结及舌骨处，受试者反复吞咽，以喉结及舌骨越过手指并复位为完成一次吞咽，观察受试者 30 秒内吞咽次数和喉上抬的幅度。如 30 秒内吞咽次数和喉上抬幅度≥3 次，则属正常；如高龄患者喉上下移动<2 cm，则为异常。

洼田饮水试验用以评估吞咽障碍的严重程度。检查时，患者端坐，先单次喝下 2～3 茶匙水，无问题再像平常一样喝下 30 mL 温开水，观察所需时间和呛咳情况。分级标准是：Ⅰ级，受试者可顺利地一次将水咽下而无呛咳；Ⅱ级，受试者可分 2 次以上喝完，且无呛咳；Ⅲ级指受试者能一次喝完，但有呛咳；Ⅳ级，受试者需分 2 次以上喝完，且有呛咳；而Ⅴ级，则患者常常呛住，难以全部喝完。评估结果为Ⅰ级如受试者，如能在 5 秒内将水喝完，则无吞咽障碍；评估结果为Ⅰ～Ⅱ级的受试者，如饮水喝完时间超过 5 秒以上，则诊断为有吞咽障碍可疑；评估结果为Ⅲ～Ⅴ级的患者存在明显吞咽障碍。

进食评估问卷调查工具(EAT－10)包含 10 个条目,每个条目采用 5 个等级评估异常吞咽的严重程度,评分从 0 分(没有)、1 分(轻度)、2 分(中度)、3 分(重度)到 4 分(严重)(表 3－1)。量表总分为所有条目分数之和,范围为 0～40 分,总分≥3 分提示可能存在吞咽的效率和安全方面的问题,需做进一步的吞咽检查和(或)治疗。EAT－10 与洼田饮水试验合用可提高筛查试验的敏感性和特异性,有助于识别误吸征兆和隐性误吸及异常吞咽的体征。

表 3－1 进食评估问卷调查工具(EAT－10)
说明:您所经历的下列问题处于什么程度,请直接在数字上面打"√"。

序号	条 目 内 容	没有	轻度	中度	重度	严重
1	我的吞咽问题已经使我体重减轻	0	1	2	3	4
2	我的吞咽问题影响到我在外就餐	0	1	2	3	4
3	吞咽液体费力	0	1	2	3	4
4	吞咽固体食物费力	0	1	2	3	4
5	吞咽药片(丸)费力	0	1	2	3	4
6	吞咽时有疼痛	0	1	2	3	4
7	我的吞咽问题影响到我享用食物时的快感	0	1	2	3	4
8	我吞咽时有食物卡在喉咙里的感觉	0	1	2	3	4
9	我吃东西时会咳嗽	0	1	2	3	4
10	我吞咽时感到紧张	0	1	2	3	4

(2) 吞咽障碍管理

吞咽障碍的管理包括可能损害患者的生活质量,引起并发症,而采取恰当的手段进行管理可以有效减少吞咽困难的发生。当观察到认知障碍患者出现吞咽问题时,可对其牙龈、牙齿和义齿进行检查。此外,可以通过体位管理、进食管理、使用肠内营养和药物三个方面来进行管理。

1) 体位管理。正确的饮食姿势,通过姿势的调整来改变食物通过的路径,可防止食物流向错误的方向。半卧位的患者,其躯干至少 30°仰卧位,头部前屈,如患者有偏瘫,则应将偏瘫侧肩部垫起。食团入口位置应放在患者健侧舌后部或颊部,利于食物吞咽。在 MMSE<24 分的 65 岁以上患者中进行活动颈椎的训练的研究发现,患者的吞咽能力得到明显改善。

2）进食管理。饮水中可添加增稠剂,比如加蜂蜜或予以勾芡,可明显改善患者因呛咳所致的肺炎发生率。食团应首选糊状,比如呈细泥状、细剁碎或软食。食团密度均匀、黏性适当、不宜松散、通过咽和食管时易变形且很少在黏膜上残留。如果是口干问题引起的,尝试用肉汁和酱汁湿润食物。

喂食时,应先以少量试之 $3\sim4$ mL,然后酌情增加,口中避免同时喂食两种不同质地的食物,比如同时喂食固体和水。对于有咀嚼问题的患者,尝试轻压嘴唇或下巴,告诉患者何时咀嚼、演示如何咀嚼,湿润食物或一次咬一小口。对于存在吞咽问题的患者,喂食过程中应提醒其每咬一口都要吞咽,轻轻抚摸喉咙,检查口腔中是否有食物,不要给难以吞咽的食物,每次少吃一些。

研究发现,肠内营养对患者的生存率、生活质量的改善或吸入性肺炎的发生率的降低都没有明显帮助。当肠内营养不能满足 60% 的营养需求时,应通过肠外营养补充神经安定剂。依据患者病情,选用治疗帕金森的多巴胺受体激动剂;或治疗高血压,充血性心力衰竭的血管紧张素转换酶抑制剂(ACEIS),比如卡托普利、依那普利。

 一图读懂

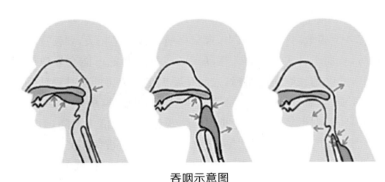

吞咽示意图

（荣晓珊）

3.3.15　失禁

在认知障碍晚期,随着认知功能减退,患者日常生活不能自理,部分患者出现大小便失禁的情况。一般来说,患者会出现其中一种。失禁可能由不同原因引起,部分是可以治愈的。在发现患者出现失禁之后,应当及时就诊,医师会根据患者的情况进行具体分析。对于照护者来说,照护失禁的家人往往十分辛苦,而采取一些应对策略可以帮助减轻照护者的负担,减少对患者生活质量的影响。

针对失禁患者的管理主要包括养成良好的饮水习惯、给予提醒和支持、环境的设置、养成规律的如厕习惯、避免渗漏的发生及渗漏后的处理几个方面。除此之外,还可以采用一些辅助设备帮助患者控制尿失禁。

（1）养成良好的饮水和生活习惯

尝试帮助患者建立良好的饮水习惯,确保饮用足够的水,每天 5～8 杯,约 250 mL 一杯。减少促进排尿饮料的摄入,比如咖啡、茶、可乐等,引导吸烟患者戒烟。

（2）给予提醒和支持

留意患者的非语言暗示,比如揪衣服、坐立不安、发出不寻常的声音或做出不寻常的脸部表情、踱来踱去、行走的步调不同、突然沉默或躲在家具后面等。这些线索可能提示患者想要上厕所。鼓励患者表达如厕的请求,告诉患者:"如果想上厕所就告诉我,我扶您过去。"此外,细心发现患者表示想上厕所的"专用"词汇,患者可能会使用和厕所完全无关的词汇,比如"我找不到灯",但是这些词汇对患者来说很可能就是想上厕所。

（3）环境的设置

由于患者大多数时间待在家中,家庭环境与其息息相关,要使患者能够轻松地找到厕所,有助于其顺利如厕。移动家具或挪走其他可能会导致患者绊倒和摔倒的物品,清除通往厕所的路障,尤其是要挪走那些可能会被误认为是马桶的废纸篓、垃圾桶、花盆等物件。患者卧室到卫生间的距离最好不要太远,卧室里的床不要太高,否则患者无法安全进出。由于患者辨识能力下降,为避免患者找不到厕所,门口光线要充足,门上要放置明显标志且与视线平齐。可以考虑用带夜光显示的胶带纸来创建一条通往厕所的直线或路径。在厕所中,最好将地板和马桶座用不同颜色,将彩色清洁染料放入水箱中以使水着色,便于患者识别马桶;卫生纸最好放置在与墙壁形成鲜明对比的位置,方便让患者容易看到。选择的马桶要安全易使用,比如提高马桶坐垫,在两边均安装上扶手。此外,可在卧室放一个便携式便桶或尿壶,以备夜间急需。

一图读懂

环境的设置

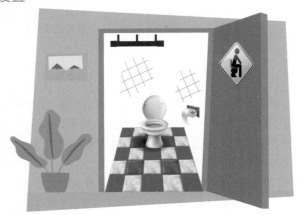

（4）养成规律的如厕习惯

照护者可以观察患者的如厕规律和习惯，根据其如厕规律和习惯，提醒他们使用厕所，做好辅助工作。尽量设定一个如厕时间表。例如，早晨起床以后第一件事情就是上厕所，白天每 2 小时去一次，在用餐和睡觉前也提醒其上厕所。排尿日记可以帮助记录患者的排尿情况，养成规律的如厕习惯。根据患者 3～7 天的排尿日记，可以帮助制订一个规律的排尿计划。这么做是为了尽可能避免让患者使用成人纸尿裤，尤其是在白天活动时间，以避免由此导致的患者抑郁等负面情绪和抗拒、激越等行为。排尿日记还有助于把患者容易发生如厕问题的时间记录下来，尽可能在这个时间点前提醒其如厕或将其送到厕所。

 一图读懂

排尿日记

您需要记录老人的失禁情况，制订一个规律的排尿排便计划。这么做是为了尽可能避免让患者使用成人纸尿裤，尤其是在白天活动时间，以避免由此导致的患者的抑郁等负面情绪和抗拒、激越等行为。

日期 （年月日）	时间 （24小时）	尿量 （mL）	失禁情况	失禁前表现	饮水量（mL） 或进食情况
		如尿失禁情况： 漏尿几滴填"+" 尿湿部分裤子或尿片填"++" 尿湿全部裤子或尿片填"+++"			

（5）避免渗漏的发生

失禁的患者可能出现排泄物渗漏的情况，渗漏出的排泄物会污染衣裤和被褥，增加照护者的照护任务，影响患者的生活质量。如果渗漏发生在公共场所，还可能对患者的自尊造成影响。因此，预防和妥善地处理患者渗漏十分重要。以下避免渗漏的措施供照护者参考。

1）首选是预防，比如观察老人的表情与行为等预警信号。

2）根据体型，设置防渗漏的应对措施，比如体型瘦削的人可将儿童纸尿裤穿在成人纸尿裤的里面。

3）用安全别针固定成人纸尿裤，再穿上贴身内衣，可预防大便渗漏。

4）选用橡胶涂层的儿童隔尿床单/垫，可根据床的尺寸选择适合的床单。

5）充盈的膀胱一次大约排出250～300 mL尿量，纸尿裤应选择标记有最多可吸收的尿量的产品，选择适合的产品。

6）处理失禁时，用一次性毛巾，避免将病菌传染给患者和自己。

7）让患者的衣服更容易穿脱，比如采用尼龙搭扣带。

8）离家外出时多备一套衣物以备不时之需。

（6）发生渗漏后处理

发生渗漏后，照护者需要尊重患者的隐私，帮助患者维护自尊心。如果患者因没有及时上厕所而弄脏了衣裤，照护者尽量不要责备患者，因为这会让其感到内疚。照护者要及时更换污湿的衣裤被单，保持床褥、衣服的清洁。应清洗患者的私处，彻底擦干或晾干，但注意不要用力，涂上软膏，以保护患者的皮肤。清洁时，照护者还应检查可能受影响的皮肤部位，比如会阴、生殖器周围、臀部、大腿、下腹部等，特别注意皮肤褶皱或可能藏污纳垢的地方，有无出现红斑、破损、水疱等异常情况。如有以上情况，请及时就医。此外，应保持室内空气清新，定期开窗通风，除去不良气味。

（王薇）

3.3.16　皮肤瘙痒症的应对

随着认知障碍患者认知功能减退、日常生活自理能力降低,这一群体的身体清洁和皮肤护理往往容易受到忽视,再加上患者晚期可能处于营养不良、长期卧床的状态,局部皮肤的清洁存在一定难度,因此皮肤瘙痒症在认知障碍患者中较为常见。皮肤瘙痒症是一种发生在局部或全身的常见皮肤病,患者往往没有原发性的皮肤损害,其发病与环境、各种物质刺激、药物及疾病相关。由于老年群体的皮肤屏障、神经系统、免疫系统功能衰退,绝大多数老人还患有基础疾病,需要常规服药,而这些因素都可能与瘙痒相关。发作时患者奇痒难忍,引起无意识的搔抓反射,导致皮肤破损,继发感染,加重病情。急性瘙痒会导致易怒及注意力障碍,慢性瘙痒则会导致如抑郁和焦虑等后遗症,明显影响认知障碍患者的生活质量。

（1）认知障碍患者皮肤瘙痒症的危险因素

瘙痒是 65 岁以上老人中最为常见的皮肤症状,但在认知障碍患者群体中,可能引起皮肤瘙痒症的危险因素更为广泛,一些常见的因素主要包括:①患者认知障碍,生活自理能力下降,皮肤管理能力降低或丧失;②老年人机体功能衰退;③与长期卧床有关的大小便失禁;④长期反复搔抓,形成"瘙痒→搔抓"恶性循环。

（2）皮肤瘙痒症的应对策略

在上述引起皮肤瘙痒的危险因素中,患者的认知减退、机体衰退、长期卧床等属于不可调节因素,但患者的皮肤清洁频率、护理方式、应对搔抓等都是可以调节和控制的,如何针对这些因素采取有效措施对保护患者的皮肤是十分重要的。

1）瘙痒评估。评估内容包括:①瘙痒何时发生的? 持续时间? ②瘙痒从哪个/些部位开始,现在扩展到哪里? ③瘙痒如何开始的? ④感觉如何? 评估瘙痒是什么性质的,比如刺痛感、烧灼感、虫爬感、针刺感等。⑤强度如何? 评估瘙痒的严重程度是轻微的、中等的,还是严重到影响正常活动或睡眠? ⑥多久发作一次? 评估瘙痒发作是间断的、连续的、循环的,还是夜间发作? ⑦什么情况下加重? 评估瘙痒诱发/加重因素,比如热、冷、水、空气、锻炼等。⑧什么情况下好转? 评估瘙痒缓解的情况,比如冷、热,搔抓、摩擦、伤害,凉、热水澡等。⑨患者或照护者对瘙痒原因的推测,认为可能的原因是什么?

2）日常生活的管理。认知障碍患者皮肤老化、水分流失、干燥萎缩,皮脂腺、汗腺分泌功能降低,加之内外因素刺激容易出现阵发性、转移性瘙痒症状,因此,认知障碍患者皮肤的家庭管理十分重要。首先,保持室内空气新鲜,每日通风,调节居家环境,避免室温过冷过热。在房间内安装空调或暖气、加湿器等,使室内湿度保持在 $50\%\sim60\%$,室温保持在 $18\sim22$ ℃。为减少霉菌生长,可在房间内放置除湿器除湿,并做好物体表面与空气的消毒工作,防止皮肤瘙痒的加重

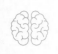

和复发。

此外,确保患者日常饮食的科学性、合理性。患者的饮食宜清淡、富含营养,可多进食西红柿、卷心菜、胡萝卜等富含维生素的食物,保持大便通畅。引导患者多食蛋白质、易消化食物,使得皮肤得到滋润,减少浓茶、鱼、辣椒、牛肉、咖啡、虾、蟹等易致敏食物的使用量,勿食辛辣刺激性食物。

最重要的日常生活管理措施是做好患者的皮肤保养,预防皮肤瘙痒症及其继发的皮肤感染。应给患者勤换衣裤、勤剪指甲,床单被褥保持干净卫生。选择较为宽松的纯棉衣裤,避免羊毛或其他粗糙纤维纺织物。避免频繁冷、热浴,尤其避免烫洗,沐浴时保持平时或低于平时水温,勿过分用力揉搓,沐浴次数以每周 2 次为宜,勿使用碱性肥皂,尽量使用中性护肤浴液,浴后以浴巾吸干水分,而不要使劲擦拭,因为这样会使已经薄的表皮更多脱落。皮肤瘙痒症的发生多与患者皮肤干燥有关,指导患者做好皮肤保湿干预,通过外用润肤剂来滋润皮肤。沐浴后马上使用保湿乳膏,而且保湿乳膏应该每天使用。经历瘙痒发作时,患者难免会有搔抓的行为,但是过度的搔抓会导致皮肤的破损,严重者甚至引起皮肤感染,这会延长疾病的愈合时间,进一步损害患者的生活质量。对这类患者,皮肤保养措施还包括皮肤感染的预防。具体措施包括:勤洗手、勤剪指甲,指导患者感到皮肤瘙痒时不用手抓,而用手拍打,防止因皮肤抓破而导致感染;保持床褥、衣服清洁卫生,防止抓破的皮肤发生感染;对于长期卧床的认知障碍患者,严密观察其受压迫部位皮肤,及时翻身,按摩受压部位皮肤,促进血液循环,防止因压力性损伤导致的皮肤损害及继发感染。

最后,对有皮肤瘙痒的患者,睡前合理用药。由于皮肤瘙痒会在夜间发作,患者的睡眠往往会受到影响,可能造成睡眠中断、睡眠时间不足、睡眠质量低等影响。患者在睡眠中可能瘙痒难忍,难以控制,会出现无意识的搔抓动作,导致皮肤的破损。对瘙痒激烈的患者,家属协助其正确涂抹止痒的外用药,指导患者口服止痒内服药,必要时给患者睡前戴手套,避免过度搔抓。

（3）心理支持与行为矫正

瘙痒可被许多应激相关的介质激发、延长或加剧,压力及精神因素是影响瘙痒的重要因素。与正常人相比,皮肤瘙痒症患者往往存在更大的精神压力。多项研究表明,行为治疗可降低瘙痒的剧烈程度。患病期间,瘙痒引起的不适对老年患者的精神心理也会造成一定的压力,使其产生抑郁、烦躁、焦虑、自卑等负面情绪;而这种负面情绪往往会使患者局部皮肤瘙痒感加剧。因此,结合患者的实际情况进行分析,针对问题制定心理支持与行为矫正策略是十分重要的。

家属应耐心、细致地与老人交流,获得有效信息,积极寻找病因。对烦躁者,家属须予以同情及谅解,给予老年患者更多关心与呵护。对于固执己见者,须尊重其意见,耐心讲解生活中相关注意事项,消除不良情绪。行为矫正的主要目的是阻断患者"瘙痒-搔抓"恶性循环。瘙痒与搔抓密不可分,认知障碍患者老年性皮肤瘙痒症发作时,奇痒难忍,引起搔抓反射,导致皮肤破损、疼痛和感染,加重瘙痒发作,形成瘙痒→搔抓→愉悦感舒适→瘙痒加剧→搔抓的恶性循环,如此反复循环,既不能缓解瘙痒,又不利于皮肤疾病恢复,影响老年人生活质量。改变皮肤瘙痒症患者无意识搔抓行为是延缓病情进展的关键。行为习惯逆转疗法(habit reversal therapy,HRT)属于行为疗法,通过对反复、无意识行为习惯进行干预以纠正不良习惯。主要包括以下四个方面的干预内容。

1) 危害性讲解。照护者向认知障碍患者讲解搔抓行为对疾病的危害,使患者意识到搔抓行为可受意识控制,以及在疾病控制中的重要性,指导患者正确认知搔抓行为,家属记录瘙痒次数、出现时间、瘙痒程度、是否搔抓。

2) 评估瘙痒行为。指导家属评估患者瘙痒行为,了解患者瘙痒发作规律,缓解因素,发生搔抓行为时心理活动和行为活动,指导患者家属正确识别搔抓行为预兆(比如着急、手指蜷缩)。

3) 进行放松训练。在帮助患者正确识别搔抓行为基础上,指导患者进行身心放松训练,比如腹式呼吸、听舒缓音乐。在搔抓行为预兆发生时,紧握双手,通过放松训练转移注意力。如果经过放松训练,患者仍无法缓解瘙痒症状,可通过拍打、按揉等方式替代。

4) 进行巩固训练。评估患者对搔抓行为控制能力,控制能力欠佳者再次强调搔抓行为控制的重要性,提高其执行力。控制较好者继续坚持训练。

(孙晓飞)

3.3.17 知情者怎么告诉医师患者的变化

 延伸阅读

应对和处理老人的行为精神症状对照护者是个很大的挑战。不良的应对与处理方式会对患者和照护者的身心健康带来不利的影响,下面的故事来自真实的案例。因此,照护者需要学习怎么告诉医师患者的变化和您的应对方式。

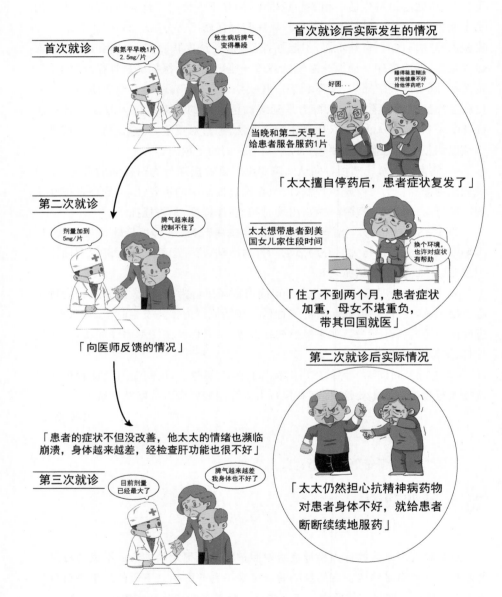

应对和处理老人的行为精神症状对照护者来说是巨大的挑战。不良的应对与处理方式会对患者和照护者的身心健康带来不利的影响,从既往的一些真实的案例中,我们可以得知,由于照护者不能很好地反馈患者的病情,会导致医师错误的判断和用药的调整,患者的症状不能得到有效控制,最终导致治疗的失败。因此,作为认知障碍患者的家属照护者,需要学习如何向医师汇报患者的变化和应对方式。

(1) 问题清单

问题清单可以辅助用于观察认知障碍患者的症状并进行记录和汇报。针对患者的主要问题进行观察和各个维度的分析,可以包括症状的具体表现、诱因、开始时间、严重程度、持续时间、照护者的应对,以及用药后的变化等,具体示例如下(表3-2)。

表3-2　问题清单

准备清单	描述(示例)
主要问题	幻觉
症状具体表现	对着镜子讲很多奇怪的话
诱因	不清楚
开始时间	2周以前
严重程度	有一天,晚上不睡觉,和幻觉对象讲话,还告诉我"外面有人在看我们,要偷我们房子"
持续时间	几分钟到二十几分钟
疾病好转/变坏/没变化	和前一次看病时一样,无明显变化
以前有无相同症状	无
减轻或加重症状的因素	老朋友来家里拜访,很兴奋
应对及效果	告诉患者所看到的是幻觉,但是患者仍和幻觉对象讲话
用药变化	无
其他生活习惯变化	无

除了对患者症状的观察和记录,照护者还应该观察和记录患者在出现症状时,进行事件或出现的环境变化,这些都是可能对患者症状造成影响的诱因。

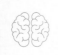

（2）准确评估患者的症状

由于认知障碍患者的症状较为复杂，处于不同病情分期的患者往往会有不同的症状，不同患者之间也存在一定的个体差异。对于未接受过专业医学教育的家属照护者来说，准确地识别和评估患者的认知障碍相关症状存在一定难度。神经心理量表是专业的神经内科医师用于评估患者症状的工具，可以用于认知障碍的筛查、症状的评估、治疗疗效的评价等。评估者需要经过培训后才可以独立使用这些专业的神经心理量表进行评估。近些年，疾病的治疗和康复逐渐转移到社区和家庭，一些专业性较低的评估量表也发展起来，供一些非专科的全科医师或一些家属照护者使用，在日常生活中对患者症状进行监测和评估。

阿尔茨海默病相关结果评价量表（relevant outcome scale for Alzheimer's disease，ROSA）是最初由德国的 Holthoff VA 等于 2011 年研发的。ROSA 共包含 16 个条目，分别评价患者的认知功能（条目 1～3）、沟通交流（条目 4～6）、行为症状（条目 7～11）、日常生活活动能力（条目 12～14）、生活质量（条目 15）和照护者负担（条目 16）。中文版 ROSA 的信度、效度和对药物疗效的反应度已经得到了验证。在经过适当的培训后，家属照护者可以根据指导语，使用中文版 ROSA 对患者认知功能、沟通交流、行为症状、日常生活活动能力等方面进行评估。对中文版 ROSA 的详细介绍请见本书第五部分 5.1.7。

（3）参与患者治疗与照护计划的制订与实施

由于认知功能减退，认知障碍患者会逐渐丧失决策能力。因此，在疾病治疗的过程中，需要家属照护者与医师进行沟通，参与患者的治疗与照护计划。一个完整的治疗计划的实施需要包含以下步骤。

1）使用上文的观察和评估方法对患者的症状进行准确评估。

2）家属照护者需要针对这些主要症状，使用简明扼要的语言向医师进行汇报。

3）医师会根据照护者的描述，结合自身的经验，提出患者的治疗方案。

4）照护者需要就医师提出的治疗方案进行重复和确认。

5）照护者需要明确复诊的时间和居家治疗过程中的观察要点。

6）在明确上述步骤之后，照护者可以开始实施上述治疗与照护计划。

一图读懂

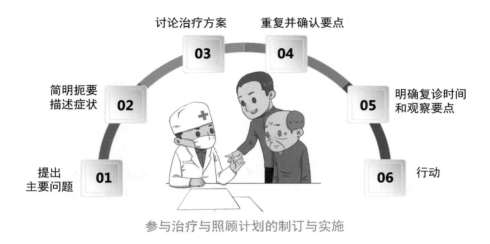

讨论治疗方案 **03**　　重复并确认要点 **04**

简明扼要
描述症状 **02**　　　　　　　　　　明确复诊时间
和观察要点 **05**

提出
主要问题 **01**　　　　　　　　　　行动 **06**

参与治疗与照顾计划的制订与实施

（张曙映）

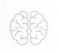
4

认知障碍非药物治疗及常见问题

4.1 非药物治疗和常见的错误认知

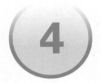

别人推荐细胞频率多普勒断层扫描系统，说对AD有作用

这个病还是靠调养，吃药对他/她身体不好

听说剪纸对这个病有效，我们现在每周都带他/她去参加剪纸活动

我们现在什么事都不要他/她做，为什么他/她的记性还是越来越差？

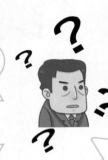

以前他每天早上去公园打拳、会拳友，现在去公园只会跑儿童乐园逗小孩，不肯去见拳友和他们一起打拳，怎么办？

为了锻炼他的认知功能，每天让他/她读新华字典、让他/她做算术题，他/她就发脾气，不肯做

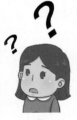

他/她以前很喜欢唱沪剧，也常去看沪剧，现在带他/她去看，他/她说不要看，怎么办？

非药物治疗是指不涉及药物的治疗手段。非药物治疗在延缓认知障碍患者病情进展和预防或减缓认知衰退的疗效已经得到了研究的证实。非药物治疗强调以人为本,可用于减少行为症状,比如抑郁、冷漠、徘徊、睡眠障碍、躁动和攻击性。非药物治疗的目的通常包括维持或改善认知功能,改善患者的日常生活活动能力或整体生活质量。非药物治疗干预方法包括有环境治疗、感官刺激治疗、行为干预、音乐治疗、舒缓治疗、香氛治疗、认可疗法、认知刺激治疗等多种形式,制定和实施非药物干预技术时尤其应注意个体化特点。此外,在 2017 版指南中也强调了面向照护者的支持性干预同等重要。

关于认知障碍的非药物治疗及其疗效,有些家属往往有以下的想法,还有些家属会就听到的各种说法或信息问医师。家属常提及的问题都反映了大家对于非药物治疗存在一定的误区,同时也反映了家属关注的三个问题:①有没有其他非药物治疗方式可以取代药物治疗? ②非药物治疗包括哪些有效的治疗方式? ③除了药物治疗,还可以通过哪些非药物的干预方式来延缓患者的病情?

一篇发表在《柳叶刀》杂志的研究,对过去 10 年约 100 个随机对照试验的结果分析后发现,认知障碍的治疗没有魔法盒。也就是说,仅采用一种治疗方式、如药物治疗或非药物治疗,就可以有效改善患者所有症状是不现实的。因此,有效的治疗包含了药物治疗和与之相结合的非药物治疗措施。国外的研究发现,最有效的非药物治疗通常是多模式、个体化的治疗,且包含了以下几个部分:①对患者症状和病情的准确评估;②对患者情绪(抑郁或激惹)的有效干预措施;③有效的个体化的照护策略;④为照护者提供多方位支持,包括知识宣教、交流沟通技巧的优化、改善各类应激的应对策略、环境适应。

因此,在确定非药物治疗方案前,医师首先会根据患者的检查评估结果,结合患者的认知、精神症状表现,是否有焦虑、抑郁情绪、睡眠问题等需求,和家人讨论心理、社会、环境、躯体症状的非药物治疗措施,并随病程变化调整这些措施。由于认知障碍的非药物治疗方案是基于对患者症状和病情的准确评估,因此需要家属照护者具备一定的评估能力,对患者进行风险评估。风险评估主要是评估患者的决策能力,同时也需要评估患者的家人对降低患者风险的意愿。这些风险评估内容往往涉及不同的非药物治疗的内容。

(1)药物依从性

是否有服药方面的问题(需要提醒、抗拒行为、吞咽问题)。

(2)维护患者日常生活能力

1)是否需要进行饮食管理,如有无进食方面的问题(多食、少食、偏食、酗酒等)及营养不良的风险等。

2）是否有睡眠问题：白天嗜睡、夜间吵闹。

3）是否有失禁的问题。

4）是否有管理个人财务的风险。

5）是否有预防徘徊症的干预，比如是否有走失、骑车撞人或乱穿马路所致的交通意外的风险。

（3）环境干预

1）是否有跌倒风险，比如房间中经常使用的物品摆放是否会绊倒患者、是否在患者容易拿到的位置、有没有人协助患者移动等。

2）是否有烧、烫伤，锋利物品割伤，误饮液体中毒，比如患者对自己行为的安全性有没有判断力，是否降低热水器的水温设置，卫生间这些伤害的高发区是否做了改建，比如通往卫生间的过道和卫生间内是否设置了夜灯、设置扶手和防滑垫、洗发水等物品是否应放置在有锁的橱内。

3）是否有因记忆和执行能力受损所致水龙头没关、燃气泄漏、着火的风险，比如患者是否有人陪伴，以免使其独处于不安全的环境，家中是否设置热、烟、气自动报警装置。

（张曙映）

4.2 非药物治疗的主要类型介绍

非药物治疗的类型可分为：①认知功能干预；②社会心理治疗；③环境干预。研究证据表明，社会心理治疗可作为帕金森病认知障碍、路易体认知障碍的非药物治疗首选。

4.2.1 认知功能的非药物治疗

认知功能的非药物治疗旨在改善或减缓个体认知功能的衰退，过去通常用作认知障碍患者的辅助治疗手段，如今大量研究表明认知干预对健康长者及轻度认知障碍人群的认知功能改善均有积极疗效。认知干预通常分为三种类型，即认知刺激（cognitive stimulation，CS）、认知训练（cognitive training，CT）和认知康复（cognitive rehabilitation，CR）。认知刺激，旨在鼓励和引导被干预者参与一系列精心设计的认知活动，让个体在活动过程中参与学习、促进表达、强化社交等，从而提升一般认知能力；认知训练是基于心理学及认知神经科学的理论研究及实验范式提炼的一套标准化任务，通过针对个体某项特定认知功能的重复训练，提升该项认知能力水平并带动整体认知功能的提升，可借助书面、电脑及移动设备进行;认知康复是一种个体化的方法,即确定个人相关目标,治疗师与患者及其家人一起设计策略来解决这些问题。重点是提高患者在日常生活中的表现,而不是仅仅提升认知测试结果。在实践中也经常出现整合应用的模式,比如认知刺激与认知训练的结合模式(MCTS)等。

（1）认知刺激

认知刺激的干预形式及内容较为广泛而丰富,在应用过程中通常以小组为单位,由受训的治疗师或助教基于认知练习(cognitive exercises)、社交促进(social interaction)、感知运动激活(sensorimotor activities)、现实导向(reality orientation)、怀旧疗法(reminiscence therapy)等要素和理念来设计活动主题、内容及活动形式。

在对健康群体或轻度认知障碍群体进行认知刺激干预时,通常强调社交互动的氛围感,以兴趣爱好为出发点,通过多元的载体(艺术、园艺、歌舞)激发被干预者的参与热情与主动性,引导被干预者可以坚持一定周期内相对高频次的活动(建议至少一周 2 次,每次 45～75 分钟,至少 8 周),并在过程中加强其对自身认知能力水平的了解与关注,提升风险防范和风险对抗的意识。

对于认知障碍患者,在认知刺激疗法实施过程中通常会强化怀旧疗法及现实导向的应用,并加强多感官的刺激。据统计,在 65～74 岁人群中,有 1/3 的人伴有不同程度的听力损失,而部分认知障碍患者会出现嗅觉衰退的情况,因而,以听、视、嗅、味、触为主的多感官刺激(比如听音乐、做手工、烹饪等),对轻中度的患者有积极效果;通过回忆往昔(比如借助老照片、音乐、老物件、过往大事件等)可以引导患者提取加工长期记忆、强化细节回忆及描述、促进患者的言语表达,对于疾病中后期的患者,也有利于进一步加强患者的自我身份认知;通过强化现实信息(比如环境布置突显日历及钟表的位置、阅读及交流时事新闻热点邻里趣事、讨论本周吃过的美味的饮食等),可促进过去与现实的链接,锻炼现实定向能力。

国际顶级学术刊物《柳叶刀》杂志发表的一篇文章归纳了高质量的认知刺激干预方案。干预项目就包括了简单的认知练习与回忆、多感官刺激、小组的社交活动。干预内容有:①通过垒球运动和唱歌来进行热身活动;②采用个人信息和方向信息的提示板来促进社交;③通过组织主题活动来进行小组活动,具体主题包括童年、食物、脸部与表情识别、时事、花钱、特定场景、文字游戏等。干预时长为每周举行 2 次主题活动,每次约 45 分钟。结果显示,采用这种干预方案对老人的认知功能有一定程度的改善作用,老人的生活质量明显改善。这篇研究还发现,以小组为单位的认知刺激疗法可改善轻、中度认知障碍患者的认知功能,而一对一的认知刺激疗法则未发现对这类患者有临床意义的改善。

（2）认知康复

世界卫生组织将"康复"定义为：在疾病或伤害引起的特定损伤的背景下，实现或保持患者的"身体、心理和社会功能的最佳水平"，从而使患者可以参与活动并维持自身的社会角色。认知康复是指对有认知障碍的人开展的康复训练，最初主要适用于较年轻的脑损伤患者，现在同样适用于进展性的认知功能减退患者。认知康复通常是针对认知损伤患者制定的个体化方案，通过制定方案，患者及其家人与医疗保健专业人员共同确定个人相关目标，并制定解决这些问题的策略。认知康复训练的重点不是提高认知任务本身的表现，而是提高患者在日常环境中的功能。认知康复干预的目标是在强化维持已有能力的基础上，提升最为困扰认知障碍患者及其家人的功能，并训练患者在现实生活的应用，因此认知康复方法倾向于在现实环境中实施。

认知康复的实施过程需要特别注意相关认知练习的实施方法与引导策略，这对于患者自信心的建立、积极情绪的建立、康复的可持续性及进步表现等方面起到了尤为关键的作用。针对有记忆障碍性的患者，推荐采用无错误性学习法来实施训练，即通过正确的引导、阶段性的线索递减，帮助患者在付出一定努力的情况下，借助每次获得的提示信息正确完成任务，直至最终记住完整的正确的信息。大部分认知障碍患者在疾病初期，通常表现为陈述性记忆表现下降明显，比如新事物学习困难、命名出现障碍、近事遗忘表现突出等，但对于程序性记忆的保持相对完好，比如骑车、游泳、演唱、演奏乐器等。因而，在做认知康复的过程中，如若反复提问相同的问题，或引导患者做了错误的猜测或假设，往往会导致患者只记住问题而不记得答案，抑或是由于主动猜测而只受到了错误答案的刺激，只记得了错误答案。无错误性学习可以减少患者在学习过程中的挫败感，同时排除错误信息的干扰，强化重要信息的记忆。

一项个体化的认知康复训练通常包括以下步骤。①经专业人员评估后为患者制定个体化的干预方案，内容包括特定的认知功能，比如记忆、注意力、语言或执行功能等。②实施过程，根据患者的情况不断调整干预方案，且在启动与实施的全过程还需要家属照护者的参与和反馈。③干预疗程，干预阶段通常为每周一次，每次 90 分钟，维持 3 个月；在维持阶段，每 6 周一次，维持 21 个月。④效果评价，研究发现认知康复训练对轻至中度认知障碍患者特定认知功能有明显疗效，也可以改善患者的生活质量，但对患者的行为症状无明显的疗效。

（3）认知训练

认知训练的假设是认知功能或某一特定认知领域的功能可以通过训练得到改善或保持，通常包括一系列标准化任务的练习，这些任务旨在反映患者特定的认知功能，比如记忆、注意力或解决问题的能力等，训练者可以反复学习、巩固、强化,从而提升某项认知能力的水平,并预期该能力的提升可以有效应用在未训练的任务事件中。

认知训练主要面向 65 岁以上的健康老人或有轻度认知障碍的人群,在实际推广应用中,已扩展到了 55 岁以上人群。在国内一二线城市,相当一部分高知人群对于认知障碍相关疾病的关注程度较高,早期预防的意识较强,而认知训练是被验证有效的预防认知功能衰退的干预手段。在一项国际多中心研究中,通过对 2 853 位 65 岁以上健康老人为期 10 年的追踪发现,在 10～14 周有计划的认知训练结束后(围绕记忆、逻辑推理、执行速度),干预组的认知能力水平及工具性日常生活活动能力在 10 年后依旧高于控制组。可见认知训练对于健康者也有积极作用及较好的效果持续性。

对于认知障碍患者而言,通常在轻度阶段可接受适度认知训练,对于中重度患者则不推荐。对于认知障碍患者的研究结果发现,每天 30 分钟、持续 8 周的认知训练可改善轻度认知障碍的语言记忆和一般认知功能,但对一些高质量研究的荟萃分析结果则发现,认知训练对认知障碍患者的总体认知功能(MMSE 总分)和日常生活活动能力的改善效果不明显。一些研究对认知训练联合使用乙酰胆碱酯酶抑制剂或其他药物的疗效进行了评价,研究显示,认知训练可能增强药物治疗效果。除此之外,在一些照护者的支持性干预中,也会涉及认知障碍患者认知训练的内容,一方面改善照护者因照护压力、焦虑及其他消极情绪导致的能力下降,另一方面也有助于照护者掌握基本训练技巧,以便在日常照护中可以给患者提供简单的训练。

在训练内容上,认知训练基于循证实践,因而比认知刺激更专业化、标准化,训练的难易梯度设计要求也更严格,须根据受训者的认知水平及训练表现有相应的难度适配。在授训形式上,认知训练比认知刺激更多元,可由专业的认知训练师或治疗师进行,也可以由家庭成员在治疗师的支持下进行,还可通过纸面书本、电脑或手机等移动设备进行。依托人工智能技术的发展,当前已有在移动端的在线智能训练可实现训练方案的智能算法推荐,以及多维度训练轨迹监控及效果实时反馈。在训练目标上,认知训练更聚焦于专项认知功能的提升,而认知刺激更强调受训者在活动中的一般认知能力提升。在如今的干预实践中,通常将认知激活与认知训练结合进行,在团体活动中融合个性化治疗,在训练师指导的干预课程之外辅佐移动端的居家在线训练,以达到最佳训练效果。

总体而言,上述三类认知干预方法在实施原理、应用人群、干预策略及目标上均有不同,但都秉持共同的原则:①以被干预者为核心,了解个体的特点偏好并关注个体的主观诉求及感受;②以提升被干预者的生活质量为首要目标,情绪、行为、认知功能的改善本质上均为了延长健康寿命、提升生活质量。

每种干预类型各有其适用性和局限性，需根据被干预者的主观诉求、病程阶段、文化背景、性格特点、干预治疗的可获得性、成本支出等多方面做综合考量，从而制定出最适合的干预方案。

 知识速记

（1）认知刺激疗法

做什么？	简单的认知练习与回忆、多感官刺激、小组的社交活动

怎么做？	·热身活动：垒球运动和唱歌等活动 ·促进社交：采用个人信息和方向信息的指示板 ·小组活动：组织主题活动，如童年、食物、脸部与表情识别、时事、花钱、特定场景、文字游戏等

做多久？	每周举行2次主题活动，每次约45分钟

效果如何？	·老人的认知功能有一定程度的改善 ·老人的生活质量明显改善

（2）认知康复训练

做什么？	个体化认知康复训练

怎么做？	·经专业人员评估后制定个体化的干预方案，内容包括特定的认知功能，如记忆、注意力、语言或执行功能等 ·干预方案会根据患者的情况不断调整 ·干预方案的实施与调整需要照护者的参与和反馈

做多久？	·干预阶段：每周1次，每次90分钟，持续3个月 ·维持阶段：每6周1次，维持21个月

效果如何？	·功能障碍程度减轻 ·延迟患者住院或入住养老机构的时间

（3）认知训练

做什么？	认知训练（适应性工作记忆训练）

做怎么做？	·适应性数字广度训练，30组 ·具体流程：电脑屏上显示初始广度为三位数的数字序列若回忆序列正确，则下组训练增加一位序列，若回忆序列错误，则下组训练减少一位序列

做多久？	8周内，接受18次上述认知训练

效果如何？	·语义工作记忆改善，认知功能得分增加 ·MRI显示训练后外侧前额叶和顶叶皮质激活降低

（4）活动锻炼

活动锻炼干预介绍

做什么？	单一有氧锻炼	有氧、力量与协调训练	有氧、力量与协调、灵活性训练结合
怎么做？	快步走或小跑	·有氧：散步或快步走 ·力量与协调：深蹲和核心肌群训练 三种方案：	·有氧：散步或快步走 ·力量与协调：深蹲和核心肌群训练 ·灵活性：拉伸
做多久？	每周4次 每次至少30分钟 持续6个月	·每2周5次、每次45分钟、持续3个月 ·每日10个动作和30分钟快走、持续4个月 ·每周2次，每次1小时持续1年	每周3次 每次75分钟 持续3个月

效果如何？	改善了老人日常生活活动能力

体力活动指的是"由骨骼肌收缩产生的增加能量消耗的身体运动"。锻炼指的是"有计划的、有组织的、重复性的活动,以达到增强身体的一个或多个部位,或保持身体健康的目的"。运动可以通过降低血压、动脉硬化、氧化应激、全身炎症和增强内皮功能来改善血管健康,这些都与维持大脑灌注有关;运动可以提高胰岛素敏感性和血糖控制;运动还可以保护神经元结构,促进神经发生、突触发生和毛细血管形成。总之,活动锻炼的好处多多,包括有益于心脑血管健康,以及对糖尿病、肥胖、虚弱的保护作用。对认知障碍患者,迄今为止关于运动的最有说服力的证据是高强度有氧运动对轻度认知障碍患者认知功能有改善作用,但其作用机制尚不明确。最近的证据表明,在健康的老年人中,大脑营养的供需平衡与认知功能之间有很强的联系。此外,胰岛素抵抗或葡萄糖耐受不良与β淀粉样斑块的形成有关。

针对居家患者的活动锻炼研究差别较大,研究过程也受诸多因素的影响,比如活动锻炼的形式、频率、持续时间和强度、天气、患者身体情况等。但国际上现有的高质量研究结果表明,轻至中度认知障碍患者对活动锻炼的耐受性良好,抑郁情绪也有明显改善,对老人的躯体功能和日常生活活动能力也有积极影响。一项研究对不同的活动锻炼组合进行了研究,包括:①快步走或小跑形式的有氧锻炼,运动频率是每周4次,每次至少30分钟,持续6个月;②有氧、力量与协调训练,有氧训练是散步或快步走,力量与协调运动包括深蹲和核心肌群训练,训练有3种(每2周5次、每次45分钟、持续3个月;每日10个动作和30分钟快走、持续4个月;每周2次、每次1小时、持续1年);③有氧、力量、协调与灵活性训练,即在上述有氧、力量与协调训练内容基础上,增加了灵活性训练,总训练频率是每周3次,每次75分钟,持续3个月。对这三类组合的运动方案的分析结果显示,这三类组合都显著改善了老人的日常生活活动能力。

(郭起浩)

4.2.2　BPSD 管理

认知障碍患者的 BPSD 可以分为过度活跃行为(hyperactivity)、精神症状(psychosis)、情感障碍(affective disorders)和淡漠(apathy)四个症状群。研究发现,居住在社区的认知障碍患者 BPSD 发生率达 56%～98%。与不存在 BPSD 的患者相比,有 BPSD 患者的身体残损和日常生活能力明显较低。患者认知功能的损害伴随着 BPSD,如不予以治疗,会对患者的日常生活能力造成不良影响,增加照护者压力。调查发现,BPSD 是照护负担加重的最重要因素,可导致家属不得不将患者过早送入养老机构,这往往会使家庭的经济负担加重。研究还发现,认知障碍患者的生活质量随时间显著下降,并且与疾病的严重程度、焦虑和抑郁情绪、BPSD等因素显著相关。

BPSD的非药物治疗形式多种多样,有芳香疗法、家庭录音、音乐和声音、一对一互动、体育活动等。大量高质量研究证据支持非药物治疗作为BPSD治疗的首选,比如芳香疗法、能力导向的职业教育、对喜爱音乐的患者进行的音乐治疗、肌肉松弛训练,这些治疗具有中度的效应值。研究还发现,指导照护者通过非药物治疗的方式应对患者BPSD,其干预作用至少不低于药物治疗的疗效。

认知障碍的非药物治疗还包括针对BPSD的干预,国际老年精神病学会(IPA)《BPSD管理指南》2015版中指出,非药物治疗应作为BPSD干预的首选策略。其中,心理社会干预适合所有认知障碍的BPSD治疗,且即使BPSD是由患者的躯体不适、抑郁或精神疾病因素引起的,心理社会干预结合对应的药物治疗仍然是有益的。IPA《BPSD管理指南》2015版中进一步指出,当心理社会干预措施与患者的背景、兴趣爱好和能力相匹配,这些措施都能起到最佳的治疗作用。

因此,有关BPSD治疗的国内外指南或共识均包含以下基本治疗原则:①遵循个体化原则,即根据每位患者的症状和病因学特点制订综合的治疗计划;②非药物治疗应作为首选干预形式,即先进行非药物治疗,再考虑用药,药物治疗通常应结合非药物治疗运用;③药物治疗主要用于非药物治疗疗效差或中至重度BPSD,特别是有激惹、攻击行为或精神病性症状患者,或症状已影响到患者本人和他人的安全,并损害患者及其家属照护者的生活质量;④用药时应综合考虑年龄和疾病相关药物动力学药效学、患者营养状态和肝肾功能情况。

在IPA 2017版BPSD诊疗指南中,除了BPSD药物及非药物治疗手段,指南还强调了对专业照护及家属照护者支持的重要性。指南推荐将照护者教育和支持列入BPSD管理常规工作,内容包括为其提供减压或认知重塑技术的培训,指导管理行为症状的解决问题特殊技能,加强与认知障碍患者的交流,改善家庭照护环境等。由于BPSD与疾病、环境、照护者等因素相关,要想有效地控制BPSD,应遵循上述治疗原则,结合药物及非药物治疗的手段,还需要对患者的环境进行干预,对家属照护者进行有效支持,进行BPSD的综合管理。

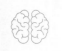
 知识速记

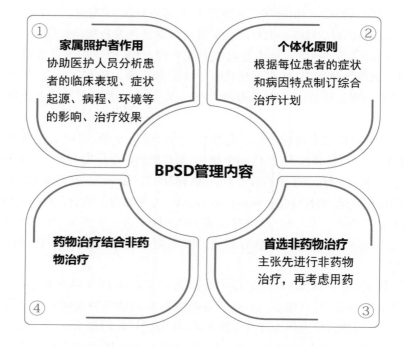

（1）BPSD非药物治疗的理论基础

BPSD非药物治疗包含以下主要的理论基础。

1）学习理论：如果行为被给予过多的关注，那么人们会增加这种行为。照护者的反馈会影响患者的行为，假如患者觉得越是发脾气，越能吸引照护者的关注，那么照护者该怎么应对这样的情况？

2）未满足的需要理论：患有认知障碍的人不能总是表达某些需求，或采取行动来解决问题，需要照护者主动识别这些未满足的需求，比如患者发脾气是因为有什么需求他/她未得到满足。

3）压力阈值模型：认知障碍导致患者承受压力（或称应激）的阈值不断下降，进而较低的压力也能触发其情绪反应和不当的应对行为。

例如，基于上述学习理论、未满足的需要理论和压力阈值模型这三个理论设计的音乐疗法，可以满足非药物治疗的目的和需求：①适合喜爱乐器演奏或唱歌的患者；②鼓励正常的社交行为、创造吸引照护者和他人的积极关注；③满足老人对有创造性的、令人愉快的活动的需求；④给予老人可承受的最佳刺激。

（2）BPSD 非药物治疗的形式及疗效

IPA 发布的 BPSD 管理指南（2015 版）中推荐了几类针对患者最常见的激越、攻击和焦虑症状的非药物治疗措施，下文将进行详细介绍。

1）音乐疗法。音乐疗法是由经过培训的音乐治疗师应用音乐和（或）其元素（旋律、节奏、和声、声音），达到支持和刺激患者认知、情感、社会和身体各方面的需要，满足患者表达、交流、学习和建立关系的需求。音乐疗法可以在家中进行，也可以在养老院进行，可以是一对一的，也可以是集体的。治疗可分为主动参与（演奏乐器或唱歌）或被动参与（倾听），参与者可以被动地听音乐，也可以通过唱歌、演奏乐器来积极地参与。常见形式包括：①歌曲演唱，患者根据给定的旋律和歌词唱歌；②音乐欣赏，根据患者的喜好设置个性化的疗程，为患者播放音乐；③歌词讨论，以小组为基础组织，患者们在音乐治疗师的指导下讨论歌曲的歌词；④音乐和放松训练结合，患者可随着音乐的节律拉伸放松；⑤伴随着音乐运动；⑥歌曲写作，通常在音乐治疗师的指导下以小组会议的形式开展，患者根据旋律写歌词；患者随着音乐运动或跳舞；⑦音乐录制，患者参与制作音乐录音或视频；⑧音乐课程，根据患者的自身情况进行课程设置，在指导下参与乐器演奏。

关于音乐疗法对 BPSD 的作用已经得到了研究证实。两项对音乐演唱的研究显示，通过神经精神量表（NPI）评估的 BPSD 显著降低。另外两项使用联合音乐疗法的随机对照试验也报告了整体 BPSD 降低。但是，音乐欣赏和乐器演奏对 BPSD 的影响尚不明确。

2）芳香疗法。芳香疗法是植物疗法（使用整株或部分植物作为药用目的）的一种形式。芳香疗法已经作为一种特殊的干预，用于一些使用传统医学治疗无效的情况。例如，芳香疗法可由护士和其他医疗保健专业人员在医院、临终关怀院和社区中实施的一种补充疗法。治疗一般使用来自芳香植物的纯精油（比如薰衣草、柠檬香膏、薄荷等）。精油被定义为"从植物中通过蒸馏提取、易挥发的高香味精油"，它们可以直接涂在皮肤上，也可以蒸发，仅通过吸入给药。熏蒸疗法中使用的精油通常通过电动扩散器和喷雾器传递，或者按摩到皮肤上。精油种类繁多，可能有不同的潜在效果。

精油的香气会刺激嗅觉，让人感到愉悦，因此芳香疗法的即时效果可能是一种积极的情绪反应。研究显示，精油具有促进放松和睡眠，减轻疼痛，减少躁动和抑郁症状的效果。目前芳香疗法已被用于解决认知障碍的行为精神症状，比如用于减少患者的紊乱行为、促进睡眠等。也有人认为嗅觉可能是刺激内隐记忆的有效手段,有证据表明,内隐记忆可能包括一种基于人的过去经验的情绪反应。一些研究还提出了精油可能通过药理性质发挥作用,比如具有抑制乙酰胆碱酯酶的作用。用于芳香疗法的精油往往具有非常低的毒性,如果由有资质的专业人员使用,芳香疗法的安全性比传统药物更高。一项纳入了13项研究、708名参与者的系统评价汇总了芳香疗法对于改善BPSD的疗效。结果显示,芳香疗法对于改善患者的激越行为具有一定的效果,对患者总体BPSD情况具有一定的改善作用。在纳入的多数研究中,几乎没有关于不良反应的报道。

3)体育锻炼。体育锻炼被定义为有计划的、结构化的、重复的、有目的的体育活动,是治疗BPSD的一种潜在有效的非药物治疗,特别是抑郁。一项系统评价的结果显示,运动并没有显著降低患者BPSD的整体水平,但显著降低了患者的抑郁。体育锻炼治疗BPSD的作用机制可能与帮助改善患者睡眠、促进照顾者和患者的积极互动、增加患者日常生活中有意义的活动等有关。从神经生物学机制角度,体育锻炼会促进患者血清素和多巴胺的增加。其中,血清素在调节情绪和行为方面发挥着重要作用。虽然体育锻炼对 5 -羟色胺的影响不如药物治疗明显,但是于药物治疗相比,体育锻炼的不良反应极小,可以作为轻症BPSD患者药物治疗的替代选择。

4)光照疗法。对认知障碍患者的光照疗法可以通过多种方式进行。例如,可以通过使用灯箱,放置在离参与者大约一米远。此外,另外一种自然主义的光疗法,通过模拟室外暮光的过渡开展治疗,即"黎明-黄昏模拟"治疗。光照疗法可以在一天中不同的时间进行。最近的研究结果表明,刺激黑视素细胞昼夜节律改变的波长可能在短波长范围(450~500 nm),即光谱中的蓝绿范围。

与镇静催眠药、苯二氮䓬类药物、抗精神病药物和抗抑郁药物等精神药物治疗相比,光照疗法是一种不良反应极小的替代疗法。当用于治疗抑郁症、情感障碍或认知障碍时,光照疗法的不良反应发生频率通常极低,显著低于药物治疗。认知障碍患者通常感觉输入减少,暴露在明亮环境光线下的次数减少,对光线的敏感性降低。光照疗法则可以通过提供额外的光源,通过刺激特殊神经元来促进内部昼夜节律与环境的光暗循环的同步。

一项系统评价的结果显示,光照疗法对认知障碍患者的躁动、精神行为症状没有显著影响。在单个研究中结果发现光照疗法对 ADL 存在有益的影响,因此应谨慎看待结果。

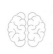

 知识速记

激越、攻击和焦虑症状的认知障碍患者的非药物治疗形式及疗效介绍

干预形式	特征	干预效果
活动和娱乐	① 以日常琐事、爱好或共同的娱乐活动为主 ② 提供艺术、节奏和触觉的活动 ③ 和患者以往的兴趣爱好匹配	改善患者的生活质量、情绪和行为
芳香疗法	① 薰衣草和柠檬香蜂草 ② 2%的薰衣草香氛闻吸 ③ 柠檬香蜂草精油按摩脸部和手臂	有明显的镇静作用
家庭录音	通过耳机播放15分钟录音	对定向障碍患者可减轻与家人分离所致的激越与焦虑
音乐和声音	① 只要是患者喜欢并能令其产生积极情绪的音乐，而非一定是舒缓的古典乐 ② 播放舒缓的林间小溪、海浪声或现场音乐表演录音	可减轻患者的语言攻击行为，提高其积极情绪
一对一互动	① 交谈、强度温和的活动、抚触等感官接触、家务等体力劳动均可 ② 态度富有同理心、专注的接触	有助于减轻患者的语言攻击行为
体育活动	30分钟时间的活动锻炼	对情绪改善的作用高于散步和谈话

（3）BPSD管理中家属照护者的作用及其支持

在BPSD的管理中除应遵循个体化原则、首选非药物治疗、药物治疗与非药物联合治疗原则外，治疗过程离不开家属照护者的参与。如家属协助医护人员分析患者临床表现，分析症状起源、持续时间、触发因素或减轻的因素，以及反馈治疗效果。在BPSD管理中应对家属给予以下支持。

1）健康宣教：了解认知障碍的症状、用药等基本知识，患者的BPSD治疗与照护计划。家属越了解这些知识，越有可能尝试有建设性的应对方式，避免触发老人的BPSD。

2）个体化咨询：家属需要参加至少一次及以上与医护人员的一对一的访谈，提供患者发生 BPSD 的前因后果等的信息。个体化咨询时，家属一般需要对以下访谈中可能会涉及的问题有所准备，访谈前最好先梳理这些信息，做好相应准备。①老人整体健康状况：老人有没有生病？有没有日常生活活动能力改变？有没有诉说过有情绪问题、身体不适或沮丧？②老人生活环境：生活、活动方面有没有给老人选择的自由？是否对老人流露出语言和行为上的不满？③您观察到老人在活动与社交方面有哪些改变？④权衡治疗照护计划的风险与收益：居家适老环境改造、社区养老服务等的费用。

3）给予家属心理与同伴支持：心理疏导可使家属在照护过程中积累的负性情绪得到宣泄，有助于减轻其照护负担。支持小组活动可以为家属提供同伴支持和与同伴交流照护经验的机会。

（张曙映）

常用认知障碍自评量表介绍

　　认知障碍的评估量表非常多,涉及各认知领域、精神行为症状、日常生活活动能力、知情者评价、照护者评价,林林总总,国内外文献提到的量表或测试有1 000多种,常用的也有50多种。本书介绍适合自评或知情者评估的量表,而不介绍他评的认知测验,后者需要到医院接受经过严格培训的评估师的一对一评估,这些测试题目是保密的,如果老人入院前已经反复练习,就可能影响评估的客观性。有一个有趣的例子是,美国前总统特朗普夸耀他在蒙特利尔认知评估量表(MoCA)评估时得满分,但心理学家质疑,他很可能在测试前已经做过一次题目,因为15分钟就能完成的MoCA的题目是完全公开的,可以很容易在网站下载。大部分专业化的认知功能测验,和智力测验类似,题目是不公开的,但认知筛查量表,如MoCA,是假定被试者由于认知障碍失去了学习能力,题目及其答案都是公开的。需要进一步学习的认知障碍专业方向的医师请阅读参考文献所列书籍。

5.1　认知障碍症状评估量表

5.1.1　查明认知障碍8项问卷(AD 8)

　　查明认知障碍8项问卷(ascertain dementia 8-item informant questionnaire,AD 8)是由知情者填写的简易问卷。

　　AD 8是8项知情者半结构性晤谈量表,是一项询问知情者的认知损害筛查工具。华盛顿大学Galvin等于2002年根据文献归纳出55个问卷项目,经过290例验证,于2005年发表正式版本(表5-1),共8个条目,评估患者因认知问题导致的改变,耗时小于2分钟。

表 5-1 AD 8 量表

第一栏中的"是"表示在过去的几年中 在认知能力方面(记忆或者思考)出现问题	是	不是	无法判断
(1) 判断力出现问题(在解决日常生活问题、经济问题有困难,如不会算账了,做出的决定经常出错;辨不清方向或容易迷路)			
(2) 缺乏兴趣、爱好了,活动减少了。例如:几乎整天和衣躺着看电视;平时讨厌外出,常闷在家里,身体懒得动,无精打采			
(3) 不断重复同一件事。例如:总是提相同的问题,一句话重复多遍等			
(4) 学习使用某些日常工具或者家用电器(比如遥控器、微波炉、智能手机等)有困难			
(5) 记不清当前月份或年份			
(6) 个人经济财产掌控困难(忘了如何使用存折,忘了付水、电、煤气账单等)			
(7) 记不住和别人的约定。比如和家人约好的聚会,计划去拜访亲朋好友也会忘记			
(8) 日常记忆和思考能力有问题。比如自己放置的东西经常找不着;经常忘了服药;想不起熟人的名字;忘记要买的东西;忘记看过的电视,报纸,书籍的主要内容;与别人谈话时,无法表达自己的意思等			
总体得分			

提示:如有两个及两个以上的项目回答为"是",很可能是记忆出了问题,建议去记忆障碍门诊或者专业医师咨询。

AD 8 使用说明

对所有回答的自发的更正都是允许的,且不记录为错误。

1) AD 8 问卷中的问题可以张贴在布告栏中用于自检,也可以由他人大声地读给受试者听,也可以在电话里询问受试者。

2) 如果可能,AD 8 问卷最好由了解受试者的知情者来回答。但如果没有合适的知情者,AD 8 问卷也可以由患者自己回答。

3) 当知情者回答问卷时,需要特别向其说明的是评价受试者的变化。

4) 当受试者回答问卷时,需要特别向其说明的是评价选项相关的自身能力的改变,不需要考虑病因。

5) 如果是念给受试者听,很重要的一点是医护人员要仔细地逐字逐句地朗读,并强调变化是基于认知障碍(而非躯体障碍)。在每单项间需要停顿 1 秒以上。

6) 对变化发生的时间范围没有要求。

7）最终的分数是回答"是,有变化"的项目总数。

评价

AD 8 不受患者年龄、教育、性别、种族的影响,不需要基线材料,可以自评也可以知情者评估,评分方法简单,耗时短,是临床医师节约时间的好帮手。

AD 8 筛查本身不足以诊断认知障碍。但 AD 8 能非常敏感地检测出很多常见认知疾病的早期认知改变,包括阿尔茨海默病、血管性认知障碍、路易体认知障碍和额颞叶变性障碍。异常范围的分数提示需要进一步的检查评估。正常范围的分数提示不太可能存在认知障碍,但不能排除是疾病的极早期。如果存在认知障碍的其他客观证据,则需要做进一步的其他检测。

Galvin(2007)发现知情者评估要优于就诊者自评。如果把知情者 AD 8 评估与客观的认知筛查量表配合使用,可以改善认知筛查量表的诊断认知症的准确性。但是,Carpenter(2011)比较了 Ottawa 3DY(O3DY,来源于加拿大健康与衰老研究的 4 个项目的筛查量表)、简易阿尔茨海默病筛查(BAS)、简短 Blessed 测验(SBT)与照护者完成的 AD 8(cAD 8)在老年急诊中的应用,以简明精神状态量表(MMSE)<24 分作为认知受损的标准,cAD 8 的识别率为 56%,cAD 8 与另外 3 个筛查量表配合,并没有改善认知筛查量表的诊断准确性(表 5 - 2)。

表 5 - 2　AD 8 识别认知障碍的敏感性与特异性

指标	划界分	敏感性(%)	特异性(%)
知情者 AD 8 评分	1	90	68
	2	84	93
	3	76	90
就诊者本人自评 AD 8 得分	1	80	59
	2	62	73
	3	47	82

Razavi(2014)发现,区分正常组与认知障碍患者,AD 8 的曲线下面积为 0.953,老年认知功能减退知情者问卷(IQCODE)为 0.930,AD 8 要优于 IQCODE。以 AD8>2, IQCODE>3.4 作为划界分,AD8 有 1 例被误诊,而 IQCODE 有 27 例被误诊。同样,识别轻度认知损害(MCI),也是 AD 8 要优于 IQCODE。

目前,AD 8 识别轻度认知损害(MCI)的效度有争议。由于 MCI 就诊者大部分是在没有知情者陪同的情况下单独就诊,自评的 AD 8 得分的可信度偏低。

除了 AD 8,文献亦有大量类似的量表,比如认知障碍初期征兆观察列表 (OLD)与阿尔茨海默病问卷(Alzheimer' questionnaire,AQ)。这些量表的目的都是帮助临床医师在患者就诊过程中早期识别 AD 患者。借助这些量表,可以更全面、更细致地观察患者的微小变化,留意其家人或照护者提供的信息。OLD 还没有评分标准与认知障碍的判断标准。AQ 的总分:0~4 分:不用担心;5~14 分:记忆损害,需要排除是认知障碍早期表现;大于 14 分:可能是认知障碍早期。

我们把 OLD 与 AQ 也附在本文,有兴趣的临床医师科研比较这些不同的量表在识别 MCI 与痴呆的效力的差异(表 5 - 3、表 5 - 4)。

表 5 - 3　认知障碍初期征兆观察列表

序号	条 目 内 容
(1)	总是忘记日期
(2)	经常忘记短时间内的事
(3)	不能重复最近听到的事或信息(比如最近的检查结果等)
(4)	无意识地经常重复说过的话
(5)	总是在谈话中重复讲述同一件事
(6)	经常想不起来特定的词语及语句
(7)	说话很快就没有了中心(比如话题经常转换)
(8)	从回答可以得知并未理解问题
(9)	对话内容变得难以理解
(10)	没有时间观念
(11)	制造借口(被指出回答有错误时试图虚构)
(12)	存在依赖家人的现象(向本人提问后,转向家人求助等)

表 5 - 4　阿尔茨海默病问卷(AQ)

序号	条 目 内 容	选项
(1)	您的家人有记忆损害吗?	是 1□　否 0□
(2)	如果有,是否比前几年更严重?	是 1□　否 0□

序号	条 目 内 容	选项
(3)	是否他(她)在同一天内重复同样的问题、话或故事?	是 1☐ 否 0☐
(4)	您是否总是需要帮助他(她)做完事或他(她)总是忘记重要事情?	是 1☐ 否 0☐
(5)	是否他(她)每月超过 2 次会乱放东西?	是 1☐ 否 0☐
(6)	是否他(她)找不到东西时,怀疑别人藏起来或偷走?	是 1☐ 否 0☐
(7)	是否他(她)经常搞不清星期、日期、月份或一天里多次查看日期?	是 1☐ 否 0☐
(8)	是否他(她)在不熟悉的地方容易迷路?	是 1☐ 否 0☐
(9)	是否他(她)在外或旅游时容易迷糊?	是 1☐ 否 0☐
(10)	是否他(她)购物找零、算账方面有问题?	是 1☐ 否 0☐
(11)	是否他(她)付费、理财方面有问题?	是 1☐ 否 0☐
(12)	是否他(她)忘记吃药或按要求用药?	是 1☐ 否 0☐
(13)	是否他(她)驾车或骑车有问题或让您担忧?	是 1☐ 否 0☐
(14)	是否他(她)购物找零、算账、理财方面有问题?	是 1☐ 否 0☐
(15)	是否他(她)做日常的家务事有问题?	是 1☐ 否 0☐
(16)	是否他(她)原有的爱好(打牌、跳舞、书法等)已经不再有?	是 1☐ 否 0☐
(17)	是否他(她)在熟悉的环境(小区、邻居)中迷路?	是 1☐ 否 0☐
(18)	是否他(她)丧失了方向感?	是 1☐ 否 0☐
(19)	是否他(她)说话找词(不是姓名)有问题?	是 1☐ 否 0☐
(20)	是否他(她)混淆家人或朋友的名字?	是 1☐ 否 0☐
(21)	是否他(她)认出熟悉的亲友有困难?	是 1☐ 否 0☐

5.1.2 主观认知下降自评量表

主观认知下降(subjective cognitive decline,SCD)被认为是认知障碍的第一个症状,SCD 研究国际工作组(the subjective cognitive decline initiative working group)于 2014 年提出概念框架与诊断标准。Laura(2015)找到 34 份 SCD 自我报告评估量表,共有 640 个项目,75% 的条目只出现在其中一个量表中。项目内容与回答选项千差万别。记忆项目占主导,大约 60%,执行功能 16%,注意力 11%。人名与常用物品位置记忆是最常见项目。SCD 研究者的项目选择往往是根据自己的临床经验、量表简明扼要及容易获得这 3 个要素。因为采用的量

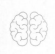

表不同,SCD 的诊断也不同。

（1）主观认知下降问卷（SCD - Q）

主观认知下降问卷（subjective cognitive decline questionnaire，SCD - Q）见表 5 - 5。SCD - Q 包括 2 部分,自评与他评,问题是一样的,回答的人不一样。24个问题,询问近 2 年受试老人的记忆、语言、执行功能的下降情况,总分:计算"是"的个数。西班牙学者 Lorena(2014)采用 SCD - Q 评估 124 例正常对照组、144 例SCD、83 例 MCI 患者、46 例 AD 患者,共 397 例。结果发现,在所有组别,自评与他评得分有显著差异。自评得分,与抑郁、焦虑评分有显著相关性,而与客观神经心理测验没有显著相关性。自评得分对于区分正常对照组与 SCD 组是有效的,对于区分 SCD、MCI、AD 无效。他评得分与客观认知评估得分有显著相关性,能有效区分有还是没有认知损害。Caselli(2013)针对 447 例健康老人的 6 年随访,以转化为 MCI 为指标,结果表明,自评认知功能下降要早于知情者他评表现。

表5-5　主观认知下降问卷（SCD - Q）

第一部分:自评量表

A	你认为自己有记忆减退或其他认知方面的问题吗?	是 否
B	如有上述问题,你会因此而就医吗?	是 否
C	在过去两年里,你的记忆力或认知功能减退了吗?	是 否

在下面所描述的日常行为当中,如果你认为自己现在做得比两年前差了,就选"是"

（1）	我不容易记住电话号码	是 否
（2）	我不容易找到自己的东西（钥匙、手机、厨房里的东西等）	是 否
（3）	我觉得叙述电影的情节变得困难	是 否
（4）	我会忘记按时去看病	是 否
（5）	我看书时记不住故事的情节	是 否
（6）	我不容易叙述最近家里面发生的事情	是 否
（7）	我不容易记住要购买的东西	是 否
（8）	我算不清楚账（付款时或是还款时）	是 否
（9）	我记不清谈话的细节	是 否
（10）	我要用纸笔才能记住事情	是 否
（11）	我记不清最近的新闻	是 否
（12）	我记不起名人的名字	是 否

(13)	我记不起最近见过的人的名字	是 否
(14)	我记不起地名(城市或街道)	是 否
(15)	我张嘴忘词	是 否
(16)	我记不清某人只和我说一次的事情	是 否
(17)	我记不清自己最近去过地方的名字	是 否
(18)	我集中精神有困难	是 否
(19)	我变得难以计划自己平常生活之外的事件(旅行等)	是 否
(20)	我觉得使用电子产品变得更困难	是 否
(21)	我很难开始做一些新鲜事	是 否
(22)	我不容易与人开始交谈	是 否
(23)	我不容易心算	是 否
(24)	我不容易心平气和地同时做两件或多件事	是 否

第二部分:SCD-Q他评量表
阅读下列问题,选择"是"或"否"

A	你觉得他/她有记忆或认知方面的问题吗?	是 否
B	如有上述问题,你会建议就医吗?	是 否
C	在过去的两年里,他/她的记忆力或认知功能减退了吗?	是 否

在下面所描述的日常行为当中,如果你认为他/她现在做得比两年前差了,就选"是"

(1)	不容易记住电话号码	是 否
(2)	不容易找到自己的东西(钥匙、手机、厨房里的东西等)	是 否
(3)	觉得叙述电影的情节变得困难	是 否
(4)	会忘记按时去看病	是 否
(5)	看书时记不住故事的情节	是 否
(6)	不容易叙述最近家里面发生的事情	是 否
(7)	不容易记住要购买的东西	是 否
(8)	算不清楚账(付款时或是还款时)	是 否
(9)	记不清谈话的细节	是 否
(10)	要用纸笔才能记住事情	是 否
(11)	记不清最近的新闻	是 否

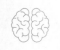

续表

(12)	记不起名人的名字	是	否
(13)	记不起最近见过的人的名字	是	否
(14)	记不起地名（城市或街道）	是	否
(15)	张嘴忘词	是	否
(16)	记不清某人只和他/她说一次的事情	是	否
(17)	记不清自己最近去过地方的名字	是	否
(18)	集中注意力有困难	是	否
(19)	变得难以计划自己平常生活之外的事件（旅行等）	是	否
(20)	觉得使用电子产品变得更困难	是	否
(21)	很难开始做一些新鲜事	是	否
(22)	不容易与人开始交谈	是	否
(23)	不容易心算	是	否
(24)	不容易心平气和地同时做两件或多件事	是	否

与后文介绍的"主观认知下降晤谈量表（SCD‐I）"相比，SCD‐Q 并没有明确的 5 个维度，主要是情景记忆的日常生活表现的项目，只有一个维度，所以，SCD‐Q 能否作为 AD 的最早预测指标，尚属未知数。

（2）主观认知下降晤谈量表（SCD‐I）

主观认知下降晤谈量表（subjective cognitive decline-interview，SCD‐I）是德国波恩大学神经变性病与老年精神病学 Michael Wagner 教授编制的。通过实证研究，作者提出 SCD 的诊断标准：①存在主观感觉记忆下降而非其他认知功能减退；②发病时间＜5 年；③对认知减退的担忧；④自我感觉记忆力较同年龄人差；⑤知情者证实。SCD‐I 的 2 个量化指标是：符合这 5 个特征的条目数、下降的领域数（记忆、语言、注意、计划、其他共 5 个领域）。结果表明，自我报告记忆与语言能力下降、起病在 5 年内、知情者证实、对认知减退的担忧都与认知症生物标志物水平有关。

指导语：以下问题均应被问到（询问患者的问题，可以当着知情者的面问）。请按实际情况回答，每题如果回答"是"，则请继续回答额外的"A～E"，并在答案对应的"□"内打"√"（表 5‐6）。

表5-6 主观认知下降晤谈量表

现在我要问你一些问题,以便更好地了解你的情况:

(1) 你是否觉得你的记性变差了? □1＝是;□0＝否。如果是,请继续回答"A～E":
A□ B□ C□ D□ E□

(2) 你说话时是不是比以前找词困难? □1＝是;□2＝否。如果是,请继续回答"A～E":
A□ B□ C□ D□ E□

(3) 你是否感觉自己在做计划、有序地安排事情时越来越难?□1＝是;□2＝否。如果是,请继续
回答"A～E":A□ B□ C□ D□ E□

(4) 如果你不全神贯注时是否比以前更容易犯错? □1＝是;□2＝否。如果是,请继续回答
"A～E":A□ B□ C□ D□ E□

(5) 在其他认知方面你是否存在问题? □1＝是;□2＝否。如果是,请继续回答"A～E":
A□ B□ C□ D□ E□

A. 你是否会担心? □1＝是;□0＝否
B. 你觉得什么时候情况变差的? □1＝<6个月;□2＝6个月～2年;□3＝2～5年;□4＝>5年;
C. 你是否觉得你这方面表现的较同龄人差? □1＝是;□0＝否
D. 你是否因为这些问题去看过医师? 或你是否同医师谈过这个问题? □1＝是;□0＝否
E. 如果是,你第一次跟你的医师谈这些问题是什么时候? □月前

(3) 记忆自评量表(SMQ)

记忆自评量表(self-report memory questionnaire,SMQ)是笔者编制的记忆
简易筛查量表(表5-7)。SMQ试图综合SCD-Q与SCD-I的长处,避免其缺
点。SMQ的项目包括回顾性记忆功能、前瞻性记忆功能、记忆策略、伴随情绪、
纵向比较、横向比较6个项目,2～3分钟即可完成。项目第一个字是为了便于
记忆而设定的。

表5-7 记忆自评量表(SMQ)

指导语:请在符合您实际情况的选项前的"□"内打"√"。

内　容	评 分 方 法
记　对于计划中要做的重要的事情(如去医院看病、亲戚来访、购物、外出旅游等),你能记住吗?	□0＝与平时一样 □1＝有减退,很快想起并完成;不影响生活 □2＝明显减退,影响到工作或社交或日常生活 □3＝转头就忘,显著影响日常生活
忆　对于熟悉的人名、道路、物品摆放的位置,你是否能回忆?	□0＝没有忘记 □1＝有时会忘记,但想一下能够回忆 □2＝有时在提示下记得,有时提示了也不记得 □3＝常常是即使提醒也想不起

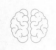

续表

内容	评 分 方 法
自 自己寻找改善记忆方法，采用各种记忆策略弥补记忆减退	□0 = 没有、不需要 □1 = 有，已采用，如列出清单、闹钟定时、经常叮嘱家人或同事提醒自己 □2 = 有，如在亲朋好友或网上求医问药或到医院看记忆门诊
评 评价减低，担心、悲观、焦虑	□0 = 无；根本不担心 □1 = 有时容易焦躁发怒或担忧焦虑 □2 = 常常容易焦躁发怒或担忧焦虑
量 量化自己的总体记忆力，你 5 年前的记忆力算 100 分，你目前的记忆力可以打多少分？	□0 = 90 分以上；□1 = 89 分～80 分；□2 = 79 分～70 分 □3 = 69 分～60 分；□4 = 59 分～50 分；□5 = 49 分以下
表 根据外在表现判断，周围同龄人的记忆力算 100 分，你估计自己的记忆力可以打多少分？	□0 = 与他们一样，差异在 10 分以内；□1 = 少 10 分～19 分 □2 = 少 20 分～29 分；□3 = 少 30 分以上

5.1.3　轻度行为损害清单（MBI－C）

　　神经精神症状（neuropsychiatric symptoms，NPS）是认知障碍的常见表现，在整个病程中，70％～100％出现 NPS。NPS 可以早期出现，甚至在认知下降之前就出现。然而，NPS 在临床上识别率很低，很少有把 NPS 量表作为筛查工具。

　　阿根廷学者 Taragano 等于 2009 年正式提出轻度行为损害（mild behavioral impairment，MBI）的概念，Stella 等于 2014 年提出 MBI 的操作性定义。国际阿尔茨海默病研究与治疗进展协会（ISTAART）神经精神症状专家研究组（NPS－PIA）认识到 MBI 的重要性，于 2016 年提出 MBI 的操作性诊断标准，旨在指导识别以行为损害为主要表现的认知障碍风险人群。该标准强调：①症状主要表现为动机下降、情绪失调、冲动控制障碍、社交不适切、异常知觉体验和思维内容，强调这些异常是获得性的改变（症状出现年龄≥50 岁），与个体既往长期行为模式相比出现改变（连续或间歇出现，至少≥6 个月）；②行为问题足以影响患者的人际关系、其他社会功能、日常工作能力其中一个方面，而个体在不需太多协助的情况下，仍可独立生活；③行为变化不能由其他疾病解释；④不符合认知障碍诊断标准。但可与 MCI 同时诊断。与 MBI 先前定义不同，在此诊断标准中，MBI 可与 MCI 可独立存在，也可共同出现、相互影响。MBI 可以增加个体发生认知症的风险，或者与 MCI 共同促进认知障碍的快速发生。因此，MBI 应被视为 MCI 的等位症,引起临床医师的广泛重视,并及时对相关患者进行早期诊断和识别。

基于上述标准,Zahinoor Ismail 等和 ISTAARTNPS - PIA 于 2017 年共同研制轻度行为损害清单(mild behavioral impairment checklist, MBI - C),旨在通过量化不同的症状来进一步评估 MBI,提高上述标准在临床实践和研究中的应用价值。该清单共有 34 个条目,对应 MBI 操作性标准中的 5 个症状领域,分别评估兴趣/内驱力/动机、情绪/焦虑症状、冲动控制/奖赏、社交适切性、思维/知觉。根据患者近 6 个月的表现,由患者本人、知情者或临床医师填写。每个项目先回答"是"或"否",对回答"是"的问题再进行 1～3 分的严重程度评级,MBI - C 总分范围 0～102 分,耗时为 5～7 分钟。

Mallo 等将 MBI - C 用于 111 例 MCI 患者,发现 14.2% 符合 MBI 标准,当 MBI - C 分界值为 6.5 时识别 MBI 的敏感性与特异性最佳。Creese 等对 9 931 名未被诊断为 MCI 或认知障碍的社区老年人进行 1 年随访发现,949 例(10%)符合 MBI(MBI - C 总分>8 分),43% 存在中度 NPS 症状(MBI - C 总分在 1～8 分)。

国内武力勇教授团队和王华丽教授团队先后发表中文版 MBI - C 的信度与效度研究,除发现 MBI - C 中文版因子分析成分与原版对应的 5 个领域有所不同,提示可能存在文化差异。两项研究均显示 MBI - C 具有良好的信度与效度。以 6/7 为分界值时识别 AD 的敏感性和特异性分别为 86.96% 和 86.00%。

此外,MBI - C 得分还与主观记忆损害、抑郁症状、工具性日常生活能力相关,该工具在认知障碍预测、干预靶点及预防策略中的应用还有待今后进一步研究(表 5 - 8)。

表 5-8　轻度行为损害检查表(MBI - C)(知情人填写)

如果该行为已经存在至少 6 个月(持续或间断性)并且与其以往的行为模式不符,请在"是"上打钩,否则在"否"上打钩。
严重程度分级:
1 = 轻微(可以观察到,但不明显);
2 = 中等(明显但不是巨大变化);
3 = 严重(非常显著或者突出的巨大变化)。
如果一个问题里有不止一个症状,请根据最严重的打分。

项　目	是否	严重程度
关于兴趣和动力部分		
(1) 兴趣:是否对朋友、家人或家庭活动丧失兴趣?	是　否	轻　中　重

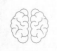
项　目	是否	严重程度
(2) 兴趣:是否对以往引起其兴趣的话题缺乏好奇心?	是　否	轻　中　重
(3) 被动:自发性和主动性是否下降,如言语减少,很少起话头或接话?	是　否	轻　中　重
(4) 逃避:稍有困难或复杂,就消极逃避、不努力?	是　否	轻　中　重
(5) 淡漠:相比过去,患者是否缺乏亲密感或情感?	是　否	轻　中　重
(6) 淡漠:是否不再在乎任何事? 对周围漠不关心?	是　否	轻　中　重
关于抑郁和焦虑症状		
(7) 情绪低落:是否曾表现得悲伤或情绪低落? 是否经常哭泣?	是　否	轻　中　重
(8) 情绪感知:是否感觉不到快乐或愉悦?	是　否	轻　中　重
(9) 绝望感:是否对未来灰心丧气或觉得自己很失败?	是　否	轻　中　重
(10) 累赘感:是否觉得自己对家庭是个负担?	是　否	轻　中　重
(11) 情绪焦虑:是否对日常生活比以前感到焦虑和担忧?	是　否	轻　中　重
(12) 躯体焦虑:是否身体紧张、无法放松、发抖或有恐惧的表现?	是　否	轻　中　重
关于自控力、控制行为、冲动、进食和奖赏		
(13) 易怒:是否容易激动、受挑衅、易怒或喜怒无常?	是　否	轻　中　重
(14) 话多:是否毫无缘由或异乎寻常地喜欢争论?	是　否	轻　中　重
(15) 易冲动:是否容易冲动,做事不加思考?	是　否	轻　中　重
(16) 失礼:是否有以下行为:碰触陌生人、搂抱、抚摸等不礼貌甚至冒犯的行为?	是　否	轻　中　重
(17) 缺乏耐心:是否容易受挫或不耐烦? 是否难以接受延误或等待?	是　否	轻　中　重
(18) 驾驶表现:是否在驾驶时表现得比以前莽撞或者失去判断力? (比如加速、不稳定转弯或者突然变换车道等)【不驾驶者填写"否"】	是　否	轻　中　重
(19) 固执:是否变得更加固执或死板,也就是一反常态地坚持自己的想法,不愿接受或不能听取他人观点?	是　否	轻　中　重
(20) 进食习惯:进食习惯是否发生改变? 如暴饮暴食、嘴里塞满东西、挑食、按照特定的顺序进食?	是　否	轻　中　重
(21) 进食减少:患者是否不再感受到食物的美味? 是否食量下降?	是　否	轻　中　重
(22) 囤积行为:是否开始囤积东西而以前不会?	是　否	轻　中　重
(23) 重复行为:是否出现简单重复的行为或者强迫行为?	是　否	轻　中　重
(24) 不良行为:是否难以控制吸烟、喝酒、嗑药或赌博或开始行窃?	是　否	轻　中　重

项　　目	是否		严重程度		

关于遵守社会规范与礼仪

(25)同理心:是否言语伤害他人而不自知?对他人的感受不敏感?	是	否	轻	中	重
(26)礼仪:是否开始在公众场合谈论不适合谈论的私人话题?	是	否	轻	中	重
(27)礼仪:是否说出以前不会说的粗鲁或色情的言语?	是	否	轻	中	重
(28)礼仪:是否丧失了在公众或私人场合恰当谈话和行为的能力?	是	否	轻	中	重
(29)礼仪:是否对陌生人过于亲密地交谈,或者干涉他们的活动?	是	否	轻	中	重

关于信念和感知觉体验

(30)猜疑:是否坚信其处于危险中,或者他人要伤害他或偷取其财物?	是	否	轻	中	重
(31)猜疑:是否怀疑其他人的目的或动机?	是	否	轻	中	重
(32)夸大:是否对其力量、财富或能力有不切实际的信念?	是	否	轻	中	重
(33)幻听:描述其听到声音,但其他人听不到?或者跟某个人或某种精神力量对话?	是	否	轻	中	重
(34)幻视:描述或抱怨看到想象中的东西(比如人、动物或昆虫等),而对于其他人来说不存在?	是	否	轻	中	重

5.1.4　老年认知功能减退知情者问卷（IQCODE）

使用知情者问卷了解患者日常认知功能,是临床评估认知损害的方法之一。与客观神经心理检查方法比较,知情者问卷的优点是:①与日常生活状态密切相关。受试的日常生活表现不仅和认知有关,也和环境需要相关。一个活动范围有限的生活状态与一个需要较高智力水平参与的生活状态所需要的认知水平肯定是不同的。知情者问卷可以很好地了解到患者的功能状态与生活环境所需能力之间是否相匹配。②易于接受。一些患者会因认知检查的目的是明确其认知有问题而感到不快。而知情者问卷则不需患者直接参与评估。③可用于不适于客观检查的患者。认知损害严重患者可能无法完成客观认知检查(即地板效应),知情者问卷可以不受患者认知状态的影响。④知情者问卷不需面对面会晤,可以通过信件或电话完成。⑤适于纵向观察。认知检查方法通常只能得到一个当前的得分,无法获知与患者既往情况的差异。知情者问卷则可明确患者的日常功能较前有无改变。⑥无跨文化差异。认知检查方法通常无法克服文化差异问题。知情者问卷涉及的多是有共性的日常生活内容(比如想起熟人的名字),适于不同文化背景应用。另外,由于知情者仅需比较患者目前与既往的生活情况,其评估结果也很少受到受教育程度的影响,可在不同的社会经济境况下使用。

当然,知情者问卷也有其自身的不足:首先就是患者有时会缺少一个合适的知情者,无法使用知情者问卷。其次,认知测验可通过一些方法评估患者某一认知域的能力,如记忆、执行功能。但知情者问卷的内容为日常认知能力,混杂了多种认知功能,因而它不适于评估某一特定认知功能。此外,知情者的情绪状态和人格特征、与受试的关系融洽与否也都会干扰评估结果。

老年认知功能减退知情者问卷(informant questionnaire on cognitive decline in the elderly, IQCODE)是目前最常使用的知情者问卷之一,由 Jorm 和 Jacomb 于 1989 年在对澳大利亚认知障碍人群的研究实践中发展而来。目的是要建立一个不受教育程度、文化背景、病前能力因素影响的评估问卷。

测验材料:

请大声地读给受访者听:

我希望您能记起先生(太太)十年前的情形,来和他现在的情形相比较。

首先我要请教您先生(太太)记忆力方面的情形,包括他对现在的日常生活和以前所发生的事情的记忆力。请记住,我们主要是比较先生(太太)现在和他十年前的情况。所以,假如他在十年前就常常忘记东西放在哪里,而现在仍然如此,就请您回答"没有什么变化"。

评分方法

IQCODE 评分方法为将患者认知功能水平改变程度分为 5 个等级:1 -"好多了",2 -"好一点",3 -"没变化",4 -"差一点",5 -"差多了"。求得所有项目的平均分(总分除以项目数),得分在 1~5 分。社区人群的划界分在 3.3~3.6,而住院患者较社区人群偏高,在 3.4~4.0(表 5 - 9)。

表 5-9 老年认知功能减退知情者问卷(IQCODE)

比十年前	好多了	好一点	没变化	差一点	差多了	不知道(拒答)
(1) 记得家人和熟人的职业、生日和住址	1	2	3	4	5	9
(2) 记得最近发生的事情	1	2	3	4	5	9
(3) 记得几天前谈话的内容	1	2	3	4	5	9
(4) 记得自己的住址和电话号码	1	2	3	4	5	9

比十年前	好多了	好一点	没变化	差一点	差多了	不知道（拒答）
（5）记得今天是星期几、是几月份	1	2	3	4	5	9
（6）记得东西经常是放在什么地方	1	2	3	4	5	9
（7）东西未放回原位，仍能找得到	1	2	3	4	5	9
（8）使用日常用具的能力（比如电视机、铁锤等）	1	2	3	4	5	9
（9）学习使用新的家用工具与电器的能力	1	2	3	4	5	9
（10）学习新事物的能力	1	2	3	4	5	9
（11）看懂电视或书本中讲的故事	1	2	3	4	5	9
（12）对日常生活事物自己会做决定	1	2	3	4	5	9
（13）会用钱买东西	1	2	3	4	5	9
（14）处理财务的能力（比如退休金、到银行）	1	2	3	4	5	9
（15）处理日常生活上的计算问题（如知道要买多少食物，知道朋友或家人上一次来访有多久了）	1	2	3	4	5	9
（16）了解正在发生什么事件及其原因	1	2	3	4	5	9

5.1.5　日常生活活动能力量表

日常生活活动能力量表的版本非常多，因为每个地方的生活习惯不一样、每个人的躯体健康状态及经济地位不一样。最简便、最常用的是由 Lawton 等制定于 1969 年的版本，共有 14 项，包括两部分内容：反映躯体生活自理能力的共 6 项：上厕所、进食、穿衣、梳洗、行走和洗澡；反映使用工具的日常生活活动能力的共 8 项：打电话、购物、备餐、做家务、洗衣、使用交通工具、服药和自理经济。国内最常用的日常生活活动量表见表 5 - 10。日常生活活动能力量表共 20 项，自己可以做为 1 分；有些困难为 2 分；需要帮助为 3 分；根本没法做为 4 分。得分范围为 20～80 分。最初，张明园、何燕玲等修订 ADL，并于 1986 年用于上海市静安寺社区的认知障碍流行病学调查，提出的正常分界值是 26 分，大于 26 分考虑认知障碍。在单项中，以"自己搭公共车辆""提水煮饭、洗澡"2 项最敏感。总的来说，年龄越大、文化程度越低，日常生活活动能力越差。

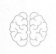

作为认知障碍筛查工具，ADL 是有用的，但针对轻度认知损害，要求日常生活活动能力正常。

表5-10 日常生活活动能力量表

指导语："现在我想问些有关您平常每天需要做的事件，我想知道您可以自己做这些事件，需要人家帮助，或者您根本没办法做这些事？如果您从来不做这件事情，可以假设你去做，是否能够完成。"①自己可以做；②有些困难；③需要帮助；④根本没法做。

项目	评分	项目	评分
(1) 自己搭公共车辆	1 2 3 4	(11) 上下楼梯	1 2 3 4
(2) 到家附近的地方去(步行范围)	1 2 3 4	(12) 上下床,坐下或站起	1 2 3 4
(3) 自己做饭(包括生火)	1 2 3 4	(13) 提水煮饭、洗澡	1 2 3 4
(4) 做家务(如扫地、抹桌)	1 2 3 4	(14) 洗澡(水已放好)	1 2 3 4
(5) 吃药	1 2 3 4	(15) 剪脚趾甲	1 2 3 4
(6) 吃饭	1 2 3 4	(16) 逛街、购物	1 2 3 4
(7) 穿衣服、脱衣服	1 2 3 4	(17) 定时去厕所(不弄脏衣服)	1 2 3 4
(8) 梳头、刷牙等	1 2 3 4	(18) 打电话	1 2 3 4
(9) 洗自己的衣服	1 2 3 4	(19) 处理自己钱财(合理支配资金)	1 2 3 4
(10) 在平坦的室内走	1 2 3 4	(20) 独自在家	1 2 3 4

5.1.6 功能活动问卷

功能活动问卷(functional activities questionnaire，FAQ)由 Pfeffer 于 1982 年编制，是一个关于功能性日常生活活动能力的知情者问卷，用于研究社区老年人的正常老化和轻度认知症，后于 1984 年进行了修订。FAQ 优于日常生活能力量表，运用 FAQ 区分正常与认知障碍个体更敏感。

值得注意的是，时代变迁，各种功能活动也在变化，例如，通信工具由固定电话发展到移动电话，再到现在的智能手机。所以，各个 FAQ 版本的条目有差异。

功能活动问卷(FAQ)

说明：下面列举了 10 项活动，每项活动的评定分成以下几个等级：

0＝没有任何困难，能独立完成，不需要他人指导或帮助；

1＝有些困难，需要他人指导或帮助；

2＝老人本人无法完全，完全或几乎完全由他人代替完成；

9＝不适用，如老人一向不从事这项活动。

请仔细地阅读（读出问题），并按照老人的情况，做出能最合适的反映老人活动能力的评定，每一道问题只能选择一个评定，不要重复评定，也不要遗漏。

序号	条 目 内 容	评分			
（1）	使用各种票证（正确地使用，不过期）	0	1	2	9
（2）	按时支付各种票据（比如房租、水电等）	0	1	2	9
（3）	自行购物（比如购买衣、食及家庭用品）	0	1	2	9
（4）	参加需技巧性的游戏或活动（比如打扑克、下棋、打麻将、绘画、摄影、集邮、书法、木工）	0	1	2	9
（5）	使用炉子（包括生炉子和熄灭炉子）	0	1	2	9
（6）	准备和烧一顿饭菜（有饭、菜或汤）	0	1	2	9
（7）	关心和了解新鲜事物（比如国家大事或邻居中发生的重要事情）	0	1	2	9
（8）	持续一小时以上注意集中地看电视或看小说或听收音机，并能理解、评论或讨论其内容	0	1	2	9
（9）	记得重要的约定（比如领退休金、朋友约会、家庭事务和领送幼儿等）	0	1	2	9
（10）	独自外出活动或走亲访友（指较远距离，如相当于公共车辆3站的距离）	0	1	2	9
适用项目：		总分			

5.1.7 阿尔茨海默病的相关结果评价量表（ROSA）

（1）ROSA 及中文版 ROSA（CROSA）简介

为了帮助临床一线专业人员评价 AD 相关损害的严重程度，监测治疗效果，德国的 Holthoff 等于 2011 年研发了阿尔茨海默病相关结果评价量表（relevant outcome scale for Alzheimer's disease，ROSA）。ROSA 共包含 16 个条目，其中条目 1～14 的内容涵盖 AD 患者认知、日常生活活动能力 BPSD 相关症状，条目 15 和 16 则用于评估患者生活质量和照顾负担。条目 1～14 分别评价患者的认知损害（条目 1～3）、沟通交流（条目 4～6）、行为症状（条目 7～

11)、日常生活能力(条目 12~14)、生活质量(条目 15)和照护者负担(条目 16)。其中认知维度中包含了对患者记忆力,计划、启动和执行任务能力的评价;沟通维度包含了对患者的语言表达和社会参与度的评价;行为维度包括对患者过度活跃行为、精神症状及情感障碍三个症状群的评价;日常生活活动能力维度包括基本日常生活活动能力、对他人的依赖性,以及对日常事务的兴趣,即淡漠症状的评估。ROSA 每个条目都根据轻、中、重度患者的病情分别提供三个不同的场景,要求专业测评者结合临床印象及分期工具对患者病情所处的时期进行判断,再依据患者病情分期选择条目中对应的场景,测评该期患者症状的严重程度和生活质量,以及照顾负担。ROSA 各条目是以反向计分的形式,按照从 0 到 10 分分别评价每个条目的场景代表的患者症状严重程度、生活质量或照护者的照护负担,分数越高代表患者的损害越轻微、生活质量越高或照护者照护负担越轻。总分的计算方式为 16 条目的分数相加(范围 0~160 分)。因此,ROSA 在评估不同时期患者和照护者的结局指标的同时,避免了因病情阶段差异导致条目不适用的情况。

原始版本 ROSA 的信效度检验研究在德国和奥地利实施,研究设计为开放标签、多中心的临床试验,共纳入 471 位轻、中、重度 AD 患者作为研究对象。研究结果显示,ROSA 具有良好的信效度和对治疗效果的敏感性:①内部一致性信度(Cronbach's α)为 0.927 9;②对 61 位测评者的测评结果进行的测试者间信度评价中,内部相关系数(Intra-Class Correlation, ICC)为 0.905 6;③382 位患者参加了 7 天的重测信度的评价,Pearson 相关系数和 ICC 分别为 0.930 9 和 0.930 1;④采用探索性因子分析进行了结构效度验证,结果产生上述两个因子,因子 1 代表患者的认知、日常生活活动能力、沟通能力、生活质量的损害及照顾者负担情况(条目 1~6、条目 12~16),因子 2 评估患者的 BPSD(条目 7~11);⑤效标关联效度使用 ROSA 总分分别与效标量表阿尔茨海默病认知评估量表(ADAS-Cog)、认知严重度量表(SIB)、神经精神症状清单(NPI)、认知障碍失能评估量表(DAD)计算 Pearson 相关系数,结果显示与 ADAS-Cog($r = -0.472\,4$)、SIB($r = 0.500\,0$)、NPI($r = -0.538\,3$)、DAD($r = 0.706\,3$)呈中、高度相关;⑥患者使用美金刚治疗 3 个月后,再次使用 ROSA 进行评估。通过计算敏感性系数(responsiveness index, RI)分析 ROSA 评价药物疗效的敏感性,总体样本的 RI 值为 1.25,轻、中、重度患者的 RI 值分别为 0.81、1.54 和 1.70。此外,ROSA 评估结果几乎不存在天花板和地板效应,且平均每位患者的测评时间约为 15 分钟。

ROSA 现已被翻译成西班牙语。中文版阿尔茨海默病相关结果评价量表

（Chinese version of relevant outcome scale for Alzheimer's disease，CROSA）的各条目、维度与原始量表保持一致，评估指导语、各条目评分（0～10 分）和计分方式也与原量表一致。CROSA 的评估步骤如下。首先，评估者从病历中获取患者的 AD 分期。在评估条目 1～14 时，评估者向知情者描述每一条目给出的情景，并根据 AD 分期给出不同的例子，帮助知情者评价过去一周内患者症状发生的严重程度。条目 15～16 分别是照顾者对患者的生活质量和照顾者负担的等级评估。各条目评分越高，代表患者的认知障碍相关损害程度越轻（条目 1～14）、患者的生活质量越好（条目 15）或照护者负担越轻（条目 16）。量表总分为16 条目之和，总分范围在 0～160 分。

　　CROSA 的信效度检验研究采用单臂、开放标签、多中心的药物干预研究设计开展。研究共纳入阿尔茨海默病患者及其家属照护者各 336 名。基线使用 CROSA、ADAS‐Cog、老年认知功能减退知情者问卷（IQCODE）、DAD、神经精神量表问卷版（NPI‐Q）、Zarit 照护负担量表（ZBI）、中国家属照护者自我效能问卷（SEQCFC）对研究对象进行评估。此外，中文版 MMSE 评分和患者的病情分期从患者的病历中直接获取。完成基线评估后，患者开始接受为期12 周的盐酸美金刚药物治疗，起始剂量为每日 5 mg，每周增加 5 mg，直至达到 20 mg 的维持剂量。完成 12 周的药物治疗后，使用 CROSA 对患者再次进行评估。

　　研究结果显示，共 229 例研究对象完成后测评估。配对样本 t 检验结果显示，AD 分期改变和未改变组的基线和后测评估值差异不具有统计学意义。总量表及各维度的最低分和最高分应答率在 0～10.1%，提示量表总分及维度分不存在天花板和地板效应。内部一致性信度的检验结果显示，在总体样本及轻、中、重度样本中，总量表的 Cronbach's α（Cronbach's α：0.824～0.900）均高于信度良好的标准（≥0.8）。186 例病情分期未发生变化的样本纳入重测信度的分析，结果显示量表总分 12 周重测的 Pearson 相关系数为（0.836，$P<0.001$）、ICC（0.910，$P<0.001$），高于标准 0.7。各维度的 Pearson 相关系数（0.643～0.869）和 ICC（0.775～0.929）均呈现高度相关。

　　验证性因子分析建立与原始量表的两因子模型，经过修正后整体模型拟合指数在可接受范围内，提示模型整体匹配度较为理想；模型的路径系数除条目 11 的路径系数较低以外（$\lambda=0.311$），其他条目的标准化路径系数（0.556～0.782）呈现中度至高度相关。已知组效度的检验显示，总量表评分在不同病情分期分组和 MMSE 分组之间存在显著差异，且评分在轻、中、重度认知障碍三组和 MMSE≥18、10≤MMSE≤17、MMSE≤9 三组之间的两两比较均存在差异。CROSA 与效标量表的相关性检验结果显示,CROSA 总量表与 ADAS-Cog、IQCODE、DAD 评分呈现高度相关,与 MMSE、NPI-Q、ZBI 呈现中度相关,相关性均具有统计学意义($P<0.01$)。与其他维度相比,MMSE、ADAS-Cog、IQCODE 三张评估认知功能的量表与 CROSA 认知和沟通维度相关性更高;DAD 与 CROSA 认知和日常生活活动能力维度的相关性更高;ZBI 与行为维度和照护者负担维度相关性更高;NPI-Q 与行为维度的相关性较其他维度更低,但该维度与 NPI-Q 和 ZBI 的相关性高于其他量表。聚敛效度的检验验证了假设的中介模型:认知障碍相关损害(CROSA 条目 1~14 评估)既可以直接对患者生活质量和照护者负担(CROSA 条目 15~16 评估)造成不良影响,也可以通过影响照护者自我效能间接对上述指标产生影响。

反应度的分析结果发现,AD 分期恶化组的 CROSA 评分变化符合小效应量标准($Cohen's d = 0.19$,$SRM = 0.28$),而 AD 分期未改变、AD 分期改善组的效应量均低于小效应标准。

该研究证明中文版《阿尔茨海默病相关结果评价量表》具备良好的信度、良好的或可接受的效度。该量表适用于在临床实践中对不同疾病分期的患者的整体损害进行快速评估。研究结果也提示该量表应用于 AD 患者及其家属照护者心理社会干预研究的潜在价值。未来可通过多中心、大样本的药物临床试验、非药物干预研究及家属照护者的支持项目中进一步评价该量表的适用性和心理测量学特性。

（2）CROSA 使用指导

ROSA 评定是对于阿尔茨海默病病程严重程度基于临床表现进行反复评估。它作为测量工具被开发用于临床实践中,可以由受过训练的医师和其他人员进行评估(比如心理学家经过培训)。

ROSA 估计疾病程度时,按照疾病的严重程度(早、中、晚三个阶段),使用了 14 个项目,并设计了患者生活质量的评估和照护者生活负担评估。患者能力评估,在四个方面:①认知(项目 1;C3);②沟通(项目 4;C6);③行为(项目 7;C11);④日常生活活动(项目 12;C14)。这 14 个项目都是日常情景描述。评估方法是相同的,按照严重性进行分段来区分疾病的严重程度和预测患者的能力/行为;评估是依据患者的能力/行为在数值范围 10 到 0 选相应的数值(比如很好、很差)。最终,评估者得出总分并给予患者相应的评价结果。

ROSA 以访谈的形式进行。在疾病的早期阶段,可与患者自己访谈。同时,一般情况下,患者的陪同人员因经常和患者在一起,他们可以回答一些常见的问题。该评估最终结果由测量者根据评估结果、患者的既往史、临床数据并结合测量者个人经验获得。使用 ROSA 的一个条件是,用户必须熟悉必要的背景资料,确认患者可以作为评估对象。

如何使用 ROSA?首先,用户须对 AD 患者进行全面临床评估。这一评估的基础必须是对患者临床表现的准确判断。另外,要会使用评估量表。例如:(GDS)可用来确定患病阶段。但是,这不是一个强制性的要求。

阿尔茨海默病可分早、中、晚三期。其表现如下:在早期,患者表现不明显,亲人、朋友或同事一般不易觉察到患者的认知障碍。认知障碍包括如词和名字难以被想起,记忆反复出现最近经历的事情或过往生活中的琐事。患者可能会在计划及执行社会角色方面出现困难(比如家庭聚会、结识新朋友)。中期,近事健忘和已往记忆增加,完成复杂事物有困难(比如策划活动、信件、支付账单等)。抑郁;退出社交,或有其他行为的明显改变。其日常生活可能发生障碍,比如根据季节选择合适的服装或是准备食物不能自理。晚期,会发生患者失意事件,忘记自己是谁,日常生活不能自理(比如饮食和如厕)。空间和时间定向严重受损。依据季节选择合适的衣服需要帮助。个性和行为变化(比如冷漠、抑郁、妄想、不安),以及夜间睡眠模式发生改变。反应能力严重受损。

在 ROSA,提出了 14 个情景。对于疾病每个阶段的严重性依据患者的能力表现都有三个程度的描述。评估患者的能力或行为应符合患者的实际能力,运用量表中从 10 到 0 的数值进行标记。在评估时,每个问题只能有一个值被标记。标记应该是这样的:很差!一点都不!

使用 ROSA 前确定每个阶段的患者的严重程度。请注意,患者疾病的严重程度是动态的,这仅仅是在当下评估患者的能力/行为。其他(各阶段特定)的例子将会作为评估的基础。

请记住,每一种情况下患者的能力和行为在最后一周应评估。评价应结合情景帮助及参考相关例子。如果没有为患者得出一个恰当的结论,则应请教相关领域专家。这些都必须加以记录(比如一个附加页)进一步重复测量并且保持不变。例如:

场景 3:患者会喜欢去购物/准备食物。其他:患者要挂一幅画或修剪草坪、种花,启动工艺品项目。

场景 8:患者安静地坐着。其他:向大家介绍孙子就读的学校或与朋友聚餐的场景。

使用 ROSA，步骤如下：

1）基于不同阶段阿尔茨海默病（早期、中期、晚期）全球评估程度的一致性。请用 X 表明严重程度。

2）ROSA 量表 1～14。阅读相关情景或例子，这个量表可反映阿尔茨海默病（早期、中期、晚期）的程度。继续评估患者：标记数值尺度。这样的场景评估可以推断阿尔茨海默病的严重程度。该说明中提到个别不适用的患者，可使用合适的替代方案。这一张纸，可作为个别患者进一步评估的模板，以便更好地处理患者的情况。差或不足数值代表最低点为"0"，最好的表现是"10"。评价所有 16 个控制项使用的数值都是（10～0），共 21 个控制项。

3）最后两张量表不是对患者生活质量和照护者负担的评估，而是评估者在以前所做的 ROSA 评估的基础上对患者整体状况的评价。

ROSA 评估，步骤如下：ROSA 总分是输入所有标明的数值及有关项目的得分框旁边的得分而获得的。总得分可反映每个患者的严重程度，从 0 到 160。

ROSA 说明在总得分以外，为准确评估 AD 患者病情，也可以编写相应的数值粘贴在数值量表之后（见下面例子中红色或蓝色划线部分）。

补充说明：对个别特殊 AD 患者，为了方便临床对比，建立了重复评估。下面的例子演示了 2 个特性不同的患者在疾病相同程度、不同时间的评估。其中红线代表第一次评估，蓝线表示再次评估。

重复评估

如果是同一种疾病同一病程做的，ROSA 评估结果可以直接比较。如果患者病情出现变化，ROSA 评估结果可以和另一个患者对照。一般请记住，ROSA 评估必须始终在相同条件下进行。最好是相同的评估者。这样才能保证评估结果的相对一致性。请注意每一个人的偏差（比如情景、采访合作伙伴）。因为亲戚或照护者会参与评估过程中，应尽可能使家属自由地表达自己的感受。一个患者自己只要选择去接受重复检查评估，如果他是在早期阶段的疾病患者，那么用户可以认为，前者是知道后果的严重性，以及将会出现的临床相关症状。在这个评估中，出于简单和易辨认的缘故，我们使用于所有 AD 人群。

表5-11 中文版阿尔茨海默病相关结果评价量表

(Chinese version of relevant outcome scale for Alzheimer's disease，CROSA)

该病人的阿尔茨海默病处于

☐ 早期   ☐ 中期   ☐ 晚期

---

(1) 该患者能够回忆起很久以前的事情。

非常好 ☐☐☐☐☐☐☐☐☐☐☐☐☐☐☐☐☐☐☐☐☐ 非常差/根本不
     10   9   8   7   6   5   4   3   2   1 0

场景：   该患者遇到一位至亲或好朋友。
早期：   该患者认识这位病人/朋友，但不知道他的确切姓名。
中期：   该患者难以记起这位亲戚/朋友的姓名以及与他的关系。
晚期：   该患者难以记起这位亲戚/朋友的姓名以及与他的关系。这病人难以记起他自己的姓名。

---

(2) 该患者能够回忆起最近的事情。

非常好 ☐☐☐☐☐☐☐☐☐☐☐☐☐☐☐☐☐☐☐☐☐ 非常差/根本不
     10   9   8   7   6   5   4   3   2   1 0

场景：   该患者想出去走走，但想不起钥匙放在哪里。
早期：   该患者找了几分钟钥匙。该病人没有找到钥匙，也就没有出门。
中期：   该患者知道应该怎么办，但还是没有带钥匙就出门了。
晚期：   大多情况下，该患者不记得他出门时应该带着钥匙。

---

(3) 该患者能够计划并执行复杂的事情。

非常好 ☐☐☐☐☐☐☐☐☐☐☐☐☐☐☐☐☐☐☐☐☐ 非常差/根本不
     10   9   8   7   6   5   4   3   2   1 0

场景：   该患者想出去购物/准备食物。
早期：   该患者能够在少许帮助或指导下进行购物/准备食物。
中期：   该患者购物有很大的难度，但在帮助下仍然能够准备简单的饭菜。
晚期：   即便是简单的事情该患者也需要帮助。

---

(4) 该患者使他人理解的能力。

非常好 ☐☐☐☐☐☐☐☐☐☐☐☐☐☐☐☐☐☐☐☐☐ 非常差/根本不
     10   9   8   7   6   5   4   3   2   1 0

场景：   该患者想告诉别人一些事情。
早期：   该患者需要一些时间找到确切的词语。
中期：   该患者不能使用确切的词语表达他的意思。他人难以理解该患者想说什么。
晚期：   即使该患者仍然能够说话，但难以使他人理解。

---

(5) 该患者的沟通能力。

非常好 ☐☐☐☐☐☐☐☐☐☐☐☐☐☐☐☐☐☐☐☐☐ 非常差/根本不
     10   9   8   7   6   5   4   3   2   1 0

场景：   该患者想让别人为他做些事情。
早期：   该患者常常清楚、确切地表达他的意愿，并能理解他人的回应。
中期：   该患者难以选择确切的词语有条理性地表达他的意愿，难以理解他人的回应。
晚期：   该患者通过声音或手势表达他的意愿，几乎不能理解他人的回应。

---

(6) 该患者表现出社交能力。

非常好 ☐☐☐☐☐☐☐☐☐☐☐☐☐☐☐☐☐☐☐☐☐ 非常差/根本不
     10   9   8   7   6   5   4   3   2   1 0

场景：   该患者想接触他人。
早期：   该患者有时找人与他度过一段时间，或打电话给朋友/家人，以使他们能够与他度过一段时间。
中期：   该患者要在别人的鼓励下接触他人/与他人交谈。
晚期：   大多情况下，该患者没有反应，即使有人想与他接触。

---

(7) 该患者行为的攻击性。

根本不 ☐☐☐☐☐☐☐☐☐☐☐☐☐☐☐☐☐☐☐☐☐ 非常多
     10   9   8   7   6   5   4   3   2   1 0

场景：   该患者想要一些东西，但没有得到/该患者想要别人为他做些事情，但别人没有做。
早期：   该患者用言辞表达对此情形的愤怒。
中期：   在这样的情形下，该患者大喊/咒骂或带有威胁性的手势。
晚期：   在这样的情形下，该患者咒骂或常常变得暴力。

(8) 该患者坐立不安。

根本不 ☐ 非常多
　　10　　9　　8　　7　　6　　5　　4　　3　　2　　1　　0

场景：　　该患者安静地坐着。
早期：　　没有任何明显的触发，该患者开始自言自语或轻微摇晃身体。
中期：　　该患者突然开始转来转去。
晚期：　　该患者不能安静地坐着，他长时间地转来转去并自发性地咒骂。

(9) 该患者因妄想而表现出行为上的变化。

根本不 ☐ 非常多
　　10　　9　　8　　7　　6　　5　　4　　3　　2　　1　　0

场景：　　该患者表现出妄想的征象/存在妄想，认为有人偷他的钱或他的家或老伴不属于他。
早期：　　该患者确信有人偷他的钱。
中期：　　该患者对"错误的"老伴表现出愤怒，或试图离开这个"错误的"家。
晚期：　　该患者对"错误的"老伴反应激烈，或试图阻止他离开这个"错误"的家。

(10) 该患者的不安全感。

根本不 ☐ 非常多
　　10　　9　　8　　7　　6　　5　　4　　3　　2　　1　　0

场景：　　该患者不想独自待在不寻常的场合。
早期：　　该患者独处时，有时表现出不安或焦虑。
中期：　　该患者独处时，常常表现出紧张、不安或焦虑。
晚期：　　该患者常常非常焦虑，开始哭或试图抓住他人不放。

(11) 该患者行为的配合性。

非常多 ☐ 根本不
　　10　　9　　8　　7　　6　　5　　4　　3　　2　　1　　0

场景：　　假定该患者去看医师/睡觉。
早期：　　该患者不喜欢非得去看医师/睡觉，但还是做了。
中期：　　该患者一定要在劝说下才去看医师/睡觉。
晚期：　　该患者强烈拒绝去看医师/睡觉，也几乎不能被劝说去这样做。

(12) 该患者能够胜任每天的日常生活。

非常多 ☐ 不多/根本不
　　10　　9　　8　　7　　6　　5　　4　　3　　2　　1　　0

场景：　　该患者想穿衣服/吃东西。
早期：　　该患者能够挑选衣服/食物，能够自己穿衣服/吃东西。
中期：　　该患者能够穿上为他放好的衣服/自己吃准备好的饭菜。
晚期：　　该患者自己穿衣服/吃东西有很大的困难。

(13) 该患者能够留心周边环境，并表现出兴趣。

非常多 ☐ 非常少
　　10　　9　　8　　7　　6　　5　　4　　3　　2　　1　　0

场景：　　该患者对日常事件感兴趣（家庭/体育运动/股票交易等）。
早期：　　该患者在电视/广播上收看收听日常事件，并与他人谈论。
中期：　　该患者在被问及时谈论日常事件。
晚期：　　即使该患者被告知一些日常事件，他常常没有反应。

(14) 该患者能够自理。

非常多 ☐ 根本不
　　10　　9　　8　　7　　6　　5　　4　　3　　2　　1　　0

场景：　　该患者想去一些地方或做一些事情。
早期：　　该患者自己决定想去哪里、想做什么/仅需少许帮助。
中期：　　该患者需要在鼓励和帮助下去一些地方/做一些事情。
晚期：　　即使有他人陪伴，该患者也几乎不能去一些地方/做一些事情。

(15) 该患者的生活品质。

非常好 ☐ 非常差
　　10　　9　　8　　7　　6　　5　　4　　3　　2　　1　　0

(16) 照护者的负担

非常小 ☐ 非常大
　　10　　9　　8　　7　　6　　5　　4　　3　　2　　1　　0

5.1.8 神经精神问卷(NPI－Q)

神经精神量表(neuropsychiatric inventory，NPI)是由美国加州大学 Cumming 等于 1994 年针对认知障碍患者所呈现的精神病理改变而设计，能区分不同的认知障碍综合征及评价药物治疗的疗效。NPI 在症状评定上同时包含严重程度和发生频率，此外，还设置了各项症状对照护者痛苦度的评定，有利于研究 BPSD 的家庭、社会影响。是医师综合患者表现与知情者提供的信息做出评分，比较耗时，所以，简明神经精神量表(亦称神经精神问卷，NPI－Q)问世，并在研究和临床工作中更为普及(表 5－12)。

表5－12　神经精神问卷(NPI－Q)(家属或知情者填写)

指导语：根据上个月老人的情况，回答以下问题。请在相应的数字上打"√"。老人的问题有多严重程度？(对她/他的影响有多大？)

0 = 从未发生；1 = 轻微(能注意到，但不太明显)；2 = 中度(明显，但还不到显著)；3 = 严重(非常显著或突出)

最近一个月，老人……	严重程度			
	0	1	2	3
(1) 相信别人正在偷他/她的东西，或正在策划用某种方式伤害他/她吗？	□	□	□	□
(2) 表现出他/她好像听到了某种声音？他/她在和一个根本不存在的人说话？	□	□	□	□
(3) 很固执，反对别人的帮助？	□	□	□	□
(4) 表现出他/她好像很伤心或情绪低落？他或她哭过吗？	□	□	□	□
(5) 当你离开的时候他/她会变得不安吗？他/她有一些其他的神经紧张的症状吗？比如呼吸短促、叹气、不能放松，感到非常紧张？	□	□	□	□
(6) 显得感觉非常好或格外高兴？	□	□	□	□
(7) 他/她看起来对日常活动或他人的计划兴趣减少吗？	□	□	□	□
(8) 他/她好像行动很冲动？例如，他/她和陌生人交谈时，是否就好像他/她认识他/她似的，或者他/她说的一些事或许会伤害别人的感情？	□	□	□	□
(9) 他/她是否缺乏耐心和容易发脾气？他/她不能很好地处理那些需要延期或需要等待的已经计划好了的活动吗？	□	□	□	□
(10) 他/她是否做一些重复性的活动？比如：绕着房屋踱步，扣纽扣，缠线，或者重复做其他的事情？	□	□	□	□
(11) 他/她在晚上是否叫醒你，或者早上很早起床，或者白天整天打瞌睡？	□	□	□	□
(12) 他/她体重减少了还是增加了？或者对他/她喜欢吃的食物发生了变化？	□	□	□	□

(郭起浩)

5.2　照护者照护经历评估量表

5.2.1　Zarit 照护负担量表

中文版《Zarit 照护负担量表》（Zarit caregiver burden interview，ZBI）。该量表由美国学者 Zarit 编制，用于测量认知障碍患者照护者感受到的照护负担，已被翻译为中、日、法等多种版本。量表包括 22 个条目，包括角色负担（role strain）和个人负担（personal strain）两个维度。角色负担评估照护角色的需求，共 12 个条目（条目 1、4、5、8、9、14、16、17、18、19、20、21），得分范围为 0～48 分，个人负担评估照护者本人对照护角色的自我肯定，共 6 个条目（条目 2、3、6、11、12、13），得分范围为 0～36 分。每个条目采用 5 个等级评估照护者感受到的负担的严重程度，得分从 0 分（从来没有过）到 4 分（几乎每天都有这样的感觉）。量表总分为所有条目分数之和，范围为 0～88 分，得分越高表示照顾负担越重。中文版量表由王烈等于 2006 年译制，信效度检验显示总 Cronbach's α 系数为 0.87，个人负担、角色负担维度的 Cronbach's α 系数分别为 0.7、0.83，结构效度分析结果符合量表评价要求。

5.2.2　中国家属照护者自我效能问卷（简化版）

《中国家属照护者自我效能问卷》（self-efficacy questionnaire for Chinese family caregivers，SEQCFC）进行评估，该量表由张曙映等以 Bandura 自我效能理论为基础，针对中国认知障碍患者家属照护者群体研制。量表共 27 个条目，可测量照护者在以下 5 个特定照护行为维度的自我效能水平：收集照护信息（gathering information about treatment，symptoms and health care，GI，4 个条目）、获取支持（obtaining support，OS，6 个条目）、应对行为紊乱（responding to behaviour disturbances，RBD，7 个条目）、管理日常事务（managing household，personal and medical care，MHPMC，4 个条目），以及照护相关压力管理（managing distress associated with caregiving，MDC，6 个条目）。每个条目按 0～100 分评分，量表及分量表总分范围 0～100 分，分数越高表示照护自我效能水平越高。该量表的 Cronbach's α 系数均超过 0.80，4 周重测信度范围为 0.64～0.85，结合问卷研制者后期的理论模型验证研究证明该量表是认知障碍患者家属照护者自我管理研究中的可信赖工具。

作者在一项单臂、开放标签、多中心的药物干预研究中，选取基线数据中 SEQCFC 无缺失值的样本共 280 例，进行 SEQCFC 的简化版研究。根据原始 27 条目版本的因子结构进行验证性因子分析，将路径系数作为条目筛选依据，每个维度中保留路径系数较高的三个条目,筛选得到 15 条目版本的 SEQCFC。15 条目版 SEQCFC 的验证性因子分析结果显示,各条目的路径系数在 0.51~0.98。根据修正指数修正后,模型整体拟合良好,量表内部一致性信度 Cronbach's α 为 0.916。进一步利用后测数据对 15 条目版 SEQCFC 进行检验,共纳入样本 217 例。结果显示,15 条目 SE 路径系数在 0.41~0.97。根据修正指数修正后,模型整体拟合良好,量表内部一致性信度 Cronbach's α 为 0.864。通过计算 15 条目 SEQCFC 与其他标准量表的相关性,对共时效度进行检验。结果显示,15 条目 SEQCFC 与患者的 AD 相关损害、日常生活活动能力、行为精神症状呈低至中度相关;与照顾者的健康相关生活质量、抑郁水平、社会支持水平、照护负担水平呈中度至高度相关。

上述药物试验还纳入基线 SF-36 无缺失值的 256 例样本进行分析,中介效应分析结果显示:照护自我效能(由 15 条目 SEQCFC 评估)是认知障碍相关损害和照护者躯体健康相关生活质量(由 SF-36 躯体健康分量表 PCS 评估)的部分中介因子,标准化中介效应为 0.059,占总效应的 24.68%;同时,照护自我效能是认知障碍相关损害和照顾者心理健康相关生活质量(由 SF-36 心理健康分量表 MCS 评估)的部分中介因子,标准化中介效应为 0.067,中介效应占总效应的 26.91%,且中介模型整体拟合良好(表 5-13)。

表 5-13　中国家属照护者自我效能问卷(简版)

我们有兴趣知道您对坚持自己照护家人的行为有多少信心。请您仔细考虑下列问题,而且坦白真实地回答您认为真的能够做到的。

阅读下列问题,这些问题是关于您作为照护者可能发生的问题和想法。请先想每个问题,然后告诉我您有多少信心能做到每项。用以下量表中从 0 到 100 的数字,评价您的信心程度。(请记录完成该问卷的时间及理解困难的条目)

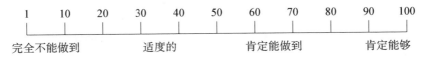

例如:标明 20% 信心表示您未必可能,但不是完全没可能完成此项活动;标明 100% 信心表示您绝对肯定可以在任何时候完成此项活动;标明 50% 信心表示您如果尽最大努力,有一半机会完成此项活动。您可以使用任何介于 0 到 100 的数字来表达您的信心。

请根据现在的您在今天所能做到的来表示您的分数,而不是以前的您或理想中的您来评量。只用今天的您所能做到的来标示您的分数。您有没有问题?

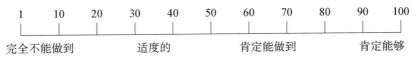

您有多少信心可以进行以下的活动？（如果必要的话，说"如此情形并不与您的情况相关，请让我知道"，然后写下 N/A）

维度	条目	条　目	评分
收集照护信息	(1)	您有多少信心您能够获得关于（　）所接受的医疗方面的信息？	
	(2)	您有多少信心您能够获得关于如何处理（　）存在的问题行为的信息？	
	(3)	当（　）的病情进展时，您有多少信心您能够获得相关护理信息？	
获取支持	(4)	当你向家人或好友谈到你在照护方面的作用时，您有多少信心您能够得到他（们）情感上的帮助？	
	(5)	当你因照护（　）而出现额外的支出时，您有多少信心您能够得到家人经济上的帮助？	
	(6)	当您需要自己看医师时，您有多少信心您能够要求家人或好友帮您照护（　）？	
应对行为紊乱	(7)	如果（　）忘记做一些日常活动（如吃饭、洗脸、洗澡等），您有多少信心您能够提醒他/她而不提高您的声音？	
	(8)	如果（　）有失控行为（如走失、不停地换衣服、翻抽屉等），您有多少信心您能够阻止他/她而不提高您的声音？	
	(9)	如果（　）不分适当时间和地点地反复打扰您（如当您在做饭时等），您有多少信心您能够回答他/她而不提高您的声音？	
管理日常事物	(10)	您有多少信心您能够帮助（　）做好个人卫生？	
	(11)	您有多少信心您能够做到每天帮助（　）服药？（包括监督服药）	
	(12)	您有多少信心能够监督（　）以避免发生不安全的行为？（如摔倒、走失）	
照护相关压力管理	(13)	您有多少信心您能够控制想起有关在照护（　）的不愉快的方面？	
	(14)	您有多少信心您能够控制想起您要忍受对您如此不公平的情形（照护_____）？	
	(15)	您有多少信心您能够控制想起在（　）生病之前的美好生活，以及您所失去的？	

（张曙映）

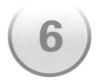

慢性应激、照护自我管理和慢病自我管理

6.1 照护任务、照护负担和自我照护

认知障碍照护是一项长期而繁重的任务。以照护负担为结局指标的量性研究证实,相较于其他疾病的照护者,认知障碍患者照护者的照护负担评分更高。研究还发现:照护者处于"认知障碍照护"与"自我照护"两极动态变化的环境,对任意一极缺乏关注都会影响双方的健康;多数照护者往往在出现比较严重的健康问题或健康事件后才意识自我照护的重要性,而此时照护负担引起的健康问题已转为慢性病程,难以扭转。因此,在照护过程中,照护者需要学习如何平衡认知障碍照护和自我照护。

国内外的高质量研究总结了认知障碍患者病情发展的不同时期所需的照护支持,这些研究结果都表明,主要照护者在此期间越是善于利用这些资源和支持,就越有信心做好认知障碍的日常照护,同时能够减轻照护的负担,也有利于患者和照护者自身的身心健康。

6.1.1 认知障碍病程中的七个阶段及其照护任务和服务需求

对认知障碍病程进行分期可帮助医护人员判断患者病程、评估治疗的效果及患者所需的照护任务,同时也便于和照护者进行沟通,进一步了解其可能面临的照护负担及其服务需求。其中,Reisberg 等研发的《功能评定分期量表》(functional assessment staging,FAST),也称《Reisberg 功能评定分期量表》,就是这样一个被广泛采用的便捷的评估认知障碍严重程度的工具。根据 FAST 功能分期,其中第六期和第七期分别包含五个(6a~6e)和六个(7a~7f)亚期。

FAST 第一期指无主客观认知功能减退的成人,FAST 第二期多见于主观记忆力下降的正常老龄,表现为回忆人名、记不住物品放置在哪里或找词困难等。FAST 第三期开始,受试者表现出记忆和功能下降程度超出其实际年龄应有的水平。例如,评为第三期的患者存在职业和社会功能的受损,表现为忘记约会、工作效率下降,乘坐公共交通去不熟悉的"新"地点会迷路等,但客观检查结果尚未达到或仅为轻度认知障碍的诊断标准。此外,FAST 中的每一期都能找到相应的发育年龄,意味着与其他认知障碍的常用评估工具比较,即使常用认知功能评估工具对患者的评分达到了最低分(0 分),FAST 仍然可以对患者认知功能退化程度进行分期。例如,第四、五、六期患者分别相当于正常发育年龄的 8~12 岁、5~7 岁和 2~5 岁的少儿。由此可以推断,第四期患者存在无法管理财务等工具性日常生活活动能力受损,而第五、六期患者在功能减退方面已表现出明显简单日常生活活动能力减退,缺乏照料无法独立生存,与此同时家属的照护负担也显著加重。例如,第六期患者需要协助穿衣(6a 期)、沐浴(6b 期)、如厕(6c)、常发生大小便失禁(6d~6e 期),需要给予全天候的照护。进入第七期的患者出现失语、失用、失认,如言语仅限于单个单词(例如,"是""否""请")或 6 个单词内的短语(例如,"请不要伤害我""走开""离开这里""我喜欢你")。此期持续时间取决于患者的认知障碍病因、年龄、是否合并其他躯体状况等,7c 期患者常需依靠轮椅,跌倒和骨折是其常见并发症。7d~7f 期患者往往因卧床不起,抬头的功能丧失(7f 期)导致压疮、肌肉挛缩、肺部感染、血栓性疾病等终末期患者常见的并发症。

 知识速记

认知障碍病程中的七个阶段

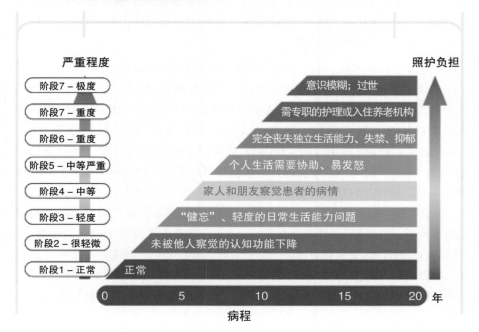

6.1.2 照护负担的识别与评估

认知障碍照护对家属照护者的影响首先表现为照护负担的加重。很多学者都对照护负担做了分析和定义。Schulz 和 Martire 将照护负担定义为"由于提供超出正常家庭关系范围的额外照护,照护者往往长时间地付出大量时间、精力和金钱,照护过程包含了不悦和不适的经历,导致照护者心理压力和体力耗竭"。Montgomery 和 Savundranayagam 认为照护负担包括客观负担、主观需求负担和主观压力负担三方面的内容。客观负担指"因为照护导致照护者无法拥有个人隐私、娱乐活动时间等可直接观察到的有形的负担"。主观需求负担指"照护者感到自己的照护责任达到了过于苛责的程度,包括患者提出的不合理要求",主观压力负担指"照护角色对情感的影响,比如关系压力、紧张、焦虑和抑郁"。Zarit 及其同事在一项以认知障碍患者配偶照护者为研究对象的纵向研究中提出的,照护负担定义的为"照护者感受到的,照护对其自身情绪、社会、经济、生理和心理功能产生的负面影响的程度"。这一定义强调了照护对照护者多方面的影响。

质性研究结果显示,照护早期认知障碍患者时,照护者的主观压力负担或个人负担较重。大多数照护者缺乏疾病与照护相关知识,表现为不了解疾病的进程、不清楚何时提供恰当的帮助,患者的疾病所致的一系列不良影响也使得照护者对未来感到担忧,如对患者疾病进程加快的忧虑。照护知识的缺乏还可能导致照护者与患者相处过程中发生冲突,而亲密关系的改变使其感到孤独,加之疾病带来的耻辱感降低了照护者寻求帮助的意愿,加重了其主观压力负担/个人负担,使得照护者有焦虑、恐惧情绪,其生活质量也因此受到消极影响。因此,除主观压力负担/个人负担外,这一阶段的照护者角色负担主要体现在其较难适应角色的转变。

疾病中期,由于患者的认知功能进一步减退,行为、性格发生改变,日常生活活动能力下降,照护者的客观负担或角色负担明显增加。照护者需花费更多的时间和精力照护患者,照护任务日渐加重,属于自身的时间越来越少,很难继续维持以往的兴趣活动,社交活动也明显受限,加之担心患者走失、不确定患者是否具备参与活动的能力,以及认知障碍照护公共服务措施不足等因素,进一步降低了认知障碍患者及其照护者参与休闲活动的积极性。与此同时,照护者的主观需求负担和主观压力负担/个人负担也在不断增加。疾病管理的相关知识不足,照护者很难有效应对患者病情的变化,感到照护任务的难度超出了自身承受的范围,愤怒、委屈及无力感是这一阶段照护者的常见感受。不了解相关服务与资源、无法获取有效支持进一步加强了其在日常生活中的耻辱感、疏离感和孤立感,照护者的生活质量受到严重影响。

患者进入认知障碍晚期,照护者各照护负担维度都有显著加重的表现。在

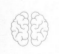

客观照护负担或角色负担方面,由于晚期患者几乎不能离开照护者,照护者需要提供全天候的照护。在主观需求负担方面,每天不间断的照护令照护者的身心疲惫不堪,认知障碍照护和自我健康维护这一矛盾更加突出,照护者不得不考虑是否使用喘息照护、如何安排自己的休息时间以减少对患者产生的负面影响等问题。因此,其主观压力负担/个人负担的表现还体现在照护者会因为倾向于自我照护、做出优先满足自己需求的决策而感到愧疚;这一时期的照护者也非常渴望获得与决策相关的支持,以增强自己的决策信心。

为了制定有效的措施,帮助认知障碍及其家庭应对照护过程的困难,国内外很多针对该两类群体的干预研究都将照护负担作为一个重要的评价指标。常用的评估照护负担的工具包括 Zarit 照护负担量表,简称 ZBI。ZBI 由美国学者 Zarit 教授根据照护负担的理论研制而成,用以评价照护者感受到的照护负担和照护者经常提及的影响其健康、社交、经济、与患者的关系等问题。Zarit 教授在其研制照护负担量表(Zarit caregiver burden interview, ZBI)的过程中,又将照护负担分为角色负担(role strain)与个人负担(personal strain)两个维度。角色负担指"角色冲突或超负荷所致的压力",反映照护需求和个人生活的冲突。角色负担与患者的疾病严重程度和每日照护强度密切相关。个人负担关注照护者照护过程中的感受和情绪,主要评价个体经历的压力的严重程度。个人负担与照护所致焦虑、抑郁情绪相关。ZBI 是广泛应用的 22 条目的版本,总分越高,说明照护负担越重。国内外大量研究发现,ZBI 总分与照护者身心健康、活力和社交功能显著相关。例如,研究者将 ZBI 用来筛查照护者抑郁症风险,进而评价是否需要对有抑郁症风险的照护者进行干预。结果发现,当 ZBI 总分为达到 24 分时,72%的照护者有抑郁症可能。

 知识速记

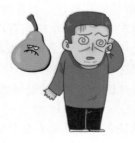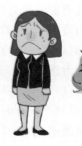

照护负担的分类

客观负担

因为照护患者导致照护者无法拥有个人隐私、娱乐活动时间等可直接观察到的有形的负担。

主观需求负担

照护者感到自己的照护责任达到了过于苛责的程度，包括患者提出的不合理要求。

主观压力负担

照护角色对照护者情感产生的影响，如家庭关系压力、紧张、焦虑和抑郁。

 一图读懂

照护负担的识别

主观压力负担较重

客观负担明显增加，主观压力负担也在不断增加

客观照护负担不断加大

早期

中期

晚期

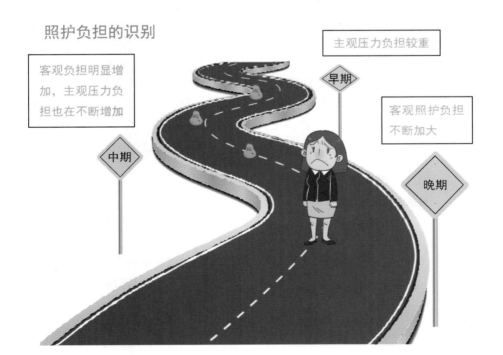

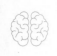

6.1.3　照护者的照护心路历程

很多照护者之前没有认知障碍照护的经历,往往在一开始高估了自己应对照护压力的能力。质性研究报道,他们中很多会经历以下五个阶段的心路历程。阶段一,对家人认知障碍的诊断,照护者的情感反应往往表现为迷茫、不确定,甚至抗拒。如当医师告知其患者的诊断时,他们的反应往往是:"怎么会?他看起来很健康"或"他就是健忘、脾气有点不好!"为此,不少照护者会陪着患者不断地看医师、寻求诊断与理解,可能导致患者延误诊断与治疗。阶段二,照护者往往表现出忧虑、焦虑、紧张,因为患者的表现越来越符合该病的诊断,照护者感受到担忧和日益增加的照护负担,因此陪着患者就诊时,他们往往会告诉医师:我真是想不到他会得这个病。阶段三,是向照护者角色转变的时期,如一些配偶照护者会说:我能照顾好他/她,不会给子女添麻烦。这一阶段的照护者主要关注患者的需求,如果对治疗和照护目标的期望值太高,会增加他们的焦虑、抑郁等负性情绪。如有些照护者会和医师说:"这药吃到现在,(对他/她)怎么一点儿用都没有?"阶段四,表现为对照护者角色的接受。这一阶段的照护者往往会说"照顾他是我的责任"。同时,照护者会担心患者病情的发展和将来可能会伴随的问题,不少照护者还会寻求药物治疗外的其他可延缓患者病情的措施。阶段五,是指照护者已经适应照护者角色的阶段,表现为照护者更关心当前和下一步可预见的照护需求,这一阶段的照护者因照护负担加重,意识到对自身健康缺乏关注所致的问题,部分照护者会为此做出调整。如有些配偶照护者感到心力交瘁,会明确表达她/他的需求:我需要人代配药、陪夜……我实在吃不消了;或有什么地方可以收留他几天,让我可以透口气?

 知识速记

照护心路历程

① 困惑、不确定、抗拒

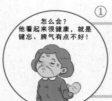

怎么会?他看起来很健康,就是健忘、脾气有点不好!

有的照护者会陪着患者不断地看医师、寻求诊断与理解,结果延误诊断与治疗。

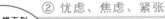

② 忧虑、焦虑、紧张

我真是想不到
他会得这个病

患者表现越来越符合认知障碍的诊断，照护者感受到担忧和日益增加的照护负担。

③ 商议

我能照顾好他，
不会给子女添麻烦

向照护者角色转变。假如照护者对治疗和照护目标的期望值太高，会增加焦虑、抑郁等负性情绪。有的照护者会和医师说："这药吃到现在，怎么一点儿用都没有？"

④ 接受

照顾他是我的责任

这段时期，照护者开始担心患者病情的发展和将来可能会伴随的问题。照护者还会寻求药物治疗外的其他可延缓患者病情的措施。

⑤ 适应

我需要人代配药、
陪夜，我实在吃不消了

表现为关心当前和下一步可预见的照护需求，不少照护者意识到对自身健康缺乏关注所致的问题。

6.1.4 自我照护及其常见误区、照护自我管理

在认知障碍照护中，照护者往往会陷入一些与自我照护相关的常见误区。比如有些照护者，尤其是配偶照护者往往忽视自身的健康需求，认为：只要患者好就好，我没关系；觉得别人不会像我这么尽心照顾他/她或只有我才能搞得定他/她。研究发现，照护者处于"认知障碍照护"与"自我照护"的动态变化的环境，对任何一方面缺乏关注都会影响双方的健康。上述常见自我照护相关的误区往往导致照护者出现比较严重的健康问题或健康事件后才意识自我照护的重要性。因此，照护者需要在照护初期就重视自我照护，识别常见误区及照护负担的表现，学习平衡认知障碍照护和自我照护的方法。自我照护主要包括三个方面的内容：①保持规律、健康的生活方式，安排好日常作息，避免过度

劳累，注意饮食与营养，给自己安排活动锻炼和社交娱乐的时间；②监测自己的身心健康问题，安排看医师、做检查的时间，积极参与医疗决策，有效处理这些健康问题；③关注并有效应对身心健康问题对自己的睡眠、社交、工作等的影响。

"自我管理"（self-management）一词最早出现于1976年，由Creer在其对哮喘儿童的康复研究中提出，用于表示患者积极参与自身疾病的治疗。Corbin和Strauss认为"慢性病管理是针对过程的管理，相较于其他管理，适应变化是慢性病管理最显著的特点"，并于1988年从组成框架角度提出了首个自我管理三元定义，包括：①疾病管理（medical management），即通过服药、坚持治疗方案等措施管理病情；②行为管理（behavioral management），通过调整行为模式以适应疾病对生活的影响及自身角色的变化，维持、改变或创造有意义的生活方式；③情绪管理（emotional management），对慢性病所致的愤怒、恐惧、沮丧等情绪反应进行自我调节。Barlow等于2002年对145篇慢性病自我管理研究（约半数研究为RCT）进行归纳整理后，提出了目前被国内外学者最广泛使用的自我管理定义，即"自我管理是一个动态、持续的自我调节过程，是个体在应对慢性疾病的过程中，对疾病症状、治疗、生理和心理社会变化及生活方式改变的管理能力。"美国卫生与公众服务部（Department of Health and Human Services）则于2012年将自我管理定义为"慢性病患者积极参与自身健康和照护的管理"，认为有效的自我管理包含个体投入保护和促进自身健康的活动。

认知障碍亦属于慢性疾病之一，不同于高血压、糖尿病、心力衰竭等常见慢性疾病主要强调患者自行完成疾病和行为管理这两大自我管理的任务，认知障碍患者在其病程的早、中、晚各期都不同程度地依靠其家属照护者的帮助才能达到上述自我管理目标、有效管理疾病。早期认知障碍患者的认知功能受损程度相对较轻，在家人或朋友的协助下，仍然可以自行管理每日的生活活动。随着疾病的进展，患者的认知功能逐渐减退、失去了对复杂问题的判断能力，开始出现人格改变和行为症状，躯体功能进一步减退，逐渐丧失独立生活能力，其对医疗、健康和财务方面的许多管理需要依靠照护者的协助，照护者的"替代性"角色越来越明显，由此患者的自我管理任务逐渐转变为照护者的任务，即照护自我管理任务。例如，对于药物的选择、停药与换药、不良反应的应对、症状管理特别是BPSD的药物与非药物治疗等决策与实施、其他躯体疾病的治疗，以及社交活动的安排等，照护者都起着不可替代的作用。当进入疾病晚期患者，由于认知障碍对躯体健康的影响愈发明显，患者的行动和移动能力逐渐丧失,甚至卧床不起,其发生血栓性疾病、皮肤感染及败血症的风险的显著增加。吞咽功能受损导致进食与饮水困难,噎食的发生增加了吸入性肺炎甚至窒息的风险。该阶段患者的基本日常生活如穿衣、洗澡、如厕都依赖照护者的帮助,加之判断能力、语言表达能力等重要认知功能的丧失,其与照护者间的决策模式从进展期的由照护者给予的支持性决策模式(supported decision-making)转变为照护者行替代性的决策模式(substitute decision-making),即与患者相关的所有决定均由照护者替代完成。当认知障碍患者被送至养老院等机构时,其家属照护者提供的帮助往往从上述的综合护理转变为提供情感支持、与机构工作人员沟通以保证患者得到较好的照护,一些家属照护者甚至仍会继续帮助患者完成洗澡、穿衣和其他日常生活活动。此外,慢病患者会经历一段从否认、愤怒到接受、适应的情感反应,处理这些情感反应对其身心健康与社会生活的影响,属于自我管理的主要内容之一。认知障碍患者也是慢病患者,质性研究结果发现,他们同样会经历否认、愤怒等应激反应,很多患者难以面对认知障碍的诊断,会表现出否认,不愿意去看医师、做检查,服药依从性差,爱发脾气、易激惹,社交退缩或在家待不住等心理与行为症状。随着认知功能下降,患者会逐渐失去有效应对这些应激反应的能力。当患者无法有效处理这些压力时,会造成与照护者、其他家人和朋友在沟通交流方面的问题。因此,照护者在照护中需要应对这些本该由患者承担的压力管理任务。照护者如果不尝试有效的应对技巧,就会在与患者沟通交流时感到沮丧、愤怒,也会有孤独、焦虑、抑郁等情绪问题。久而久之,认知障碍照护对照护者而言也就成了一段"慢性病程"。

因此,有学者提出在认知障碍照护这一"慢性"过程中,其照护自我管理与其他常见慢病自我管理在自我管理内容存在不少相同点:①照护者需要安排好患者和自身的日常生活,保持规律、健康的生活方式;②照护者需要了解认知障碍的症状、药物治疗、照护技巧等知识,这样才能识别患者病情的变化,和医师就患者的病情和治疗进行有效沟通,参与患者的治疗和照护决策;③照护者需要理解患者对疾病的情绪反应和行为,减少与患者的沟通问题。但是,上述任务仅局限于对认知障碍患者的照护,并未意识到照护者还需应对照护所致的生理、心理变化,特别是自身原有健康问题的照护者,更需要进行自身健康的自我管理。因此,作为照护者,还需要识别和处理照护给自身的情绪、身体健康、社交、工作带来的问题,维护好照护与自我照护的平衡。

暖心提示

自我照护的常见误区

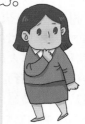

只要患者好就好，我没关系！

　　认知障碍照护是一项长期而繁重的任务。研究发现，照护者处于"认知障碍照护"与"自我照护"两极动态变化的环境，对任何一极缺乏关注都会影响双方的健康。

　　多数照护者往往在出现比较严重的健康问题或健康事件后才意识自我照护的重要性，到这个阶段这些健康问题已转为慢性病程，很多情况下已经难以逆转。因此，照护者需要在照护初期就重视自我照护，学会识别照护负担的表现，学习平衡认知障碍照护和自我照护的方法。

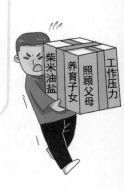

柴米油盐　照顾父母　养育子女　工作压力

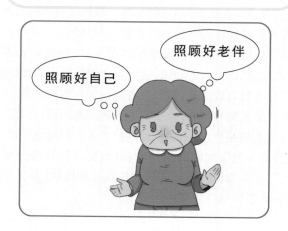

照顾好老伴

照顾好自己

照护自我管理常见误区

常见误区①

没有人可以像我这么尽心地照顾他！

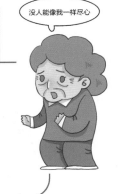

没人能像我一样尽心

　　无论多么尽心，也不能保证24小时全年无休尽心尽力；休息是为了走更长远的路，适时的喘息，将患者交给受过专业训练的人照护，可以缓解照护的压力，患者也能得到更好的照顾。

常见误区②

除了我，没人能搞定他！

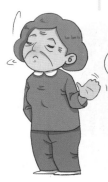

只有我能搞定他

　　人非万能，或许您做不到的事，换了别人做会有更好的效果。有时换个环境，面对同样的情况，患者会有更好的反应。
　　交给别人时，不要害怕一时的失误，要相信获取的支援越多、信息和经验越丰富，越能事半功倍。

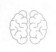

自我照护的主要内容

① 保持规律、健康的生活方式，安排好日常作息，避免过度劳累，注意饮食与营养，给自己安排活动锻炼和社交娱乐的时间。

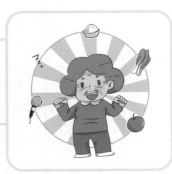

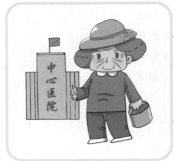

② 监测自身的身心健康问题，安排看医师、做检查的时间，积极参与医疗决策，有效处理相关健康问题。

③ 重视和积极应对身心健康问题对自身的睡眠、社交、工作等的影响。

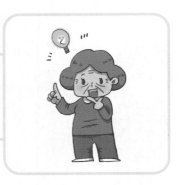

（张曙映）

6.2 应激、慢性应激和慢性疾病

应激虽然是一个被广泛使用的专用名词，但因其具有的多元属性，目前尚无精确的定义。如根据应激的社会、心理属性，应激往往指"人们在社会和个人生活中，由于工作、学习和人际关系等提出要求或遇到问题时而使人们内心感受的紧张状态水平,也指面临的事件或承担的责任超出人应变能力时所产生的焦虑状态。"从文化角度看,应激也被看作是内心宁静的缺乏或失控。应激的生理学属性则强调机体应对威胁时由其生理组织、结构和系统所采取的活动。

根据应激发生时间的长短,可分为急性与慢性应激。按照应激的结果,又可分为生理应激(或称良性应激)和病理性应激(或称恶性应激)。当机体适应了外界刺激,机体的生理功能(比如血压、心率)能够维持平衡,这种应激属于良性应激。反之,恶性应激则指当应激刺激太突然、强度太大,或者机体承受长期而持久的高负荷状态,而导致的机体代谢和功能紊乱、结构损伤甚至疾病的发生。

研究表明,认知障碍照护是影响家属照护者身心健康和社会生活的慢性应激。以下这些来自照护者的叙述,反映了他们所经历的照护相关应激及其后果。

"照顾他很累,好不容易闲下来,我不知道该怎么休息。在家里打扫打扫、收拾收拾,休息时间又过去了,我完全没有得到放松。"(中度患者的妻子)

"我的时间都被占满了,没法像以前那样有正常的社交,这让我很担心将来……"(患者的妻子)

"我感到压力很大,有时候我崩溃到一个人在家哭。很多时候觉得不公平,为什么他会得认知障碍?"(确诊路易体认知障碍患者的妻子)

"白天累了一天忙着不想什么,到了晚上心情会很低落。现在觉得做什么事都没有力气。"(患者尚未退休的妻子)

"白天我忙着照顾他,晚上好不容易能休息了,他觉得有人要害他,也不睡觉,在家又吵又闹,我一点儿都睡不好。"(患者的妻子)

"现在尽量在家办公,不出门上班。社交严重受限,现在心很累,高兴不起来。感觉很久没有开怀大笑了。"(患者的女儿)

"老年斑也越来越多了,还查出了高血脂、冠心病。"(患者的丈夫)

"我有脑血管瘤,要控制血压,但现在就觉得常常头痛。免疫力也下降,有流鼻涕。"(患者的丈夫)

"我感到胸闷、胸痛,最近越来越严重,发生的次数越来越多。"(患者的妻子)

"我有糖尿病、高血压。我血压能控制在正常水平。糖尿病很麻烦的,要注意饮食、运动、药物,我很想了解这方面的知识,但是又没空。"(患者的丈夫)

"我睡眠差,易惊醒,有咳嗽、咳痰、气喘,消化功能不好,大便不成形。想去检查,但要上班、照顾她,抽不出时间。"(患者尚未退休的丈夫)

6.2.1 主要照护相关应激源

能导致应激反应的各种因素统称为应激源(stressor),最常见的应激源包括躯体(生理)应激源和心理应激源。以认知障碍照护为例,照护所致的疲劳、睡眠问题、各种负性情绪、缺乏社交活动和活动锻炼、不良饮食习惯、忽视自身健康问题等是导致照护者慢性病风险增加的主要应激源。

照护相关生理应激源主要指照护者的身体状况如疲劳、睡眠问题、慢性病等。一项慢性疲劳的研究发现,认知障碍照护者报告的疲劳感程度显著高于非照护者;控制照护者年龄、性别、有无引起慢性疲劳的疾病后发现,认知障碍照护者的躯体和心理疲劳感皆与照护负担、抑郁情绪及患者的行为症状显著正相关,而与休闲和身体活动的频率及时间则呈负相关;此外,照护者躯体疲劳感还与每周照护时间正相关,而心理疲劳感与患者的日常生活能力、其他参与照护的家属成员数目呈显著负相关。Dassel 等根据个体患高血压等慢性疾病的数目、ADL 和 IADL 受限程度、抑郁症状、自评主观健康及身体质量指数综合生成评价配偶照护者健康受损程度的易感性指数(frailty index,FI),并对 1998—2010 年健康与退休研究(the health and retirement study)中 1 246 名配偶照护者的数据进行分析后发现,认知障碍患者照护者比其他照护者 FI 增加更快且在患者去世后 FI 仍持续增高,提示该群体健康受损风险持续存在。Fonareva 等采用动态多导睡眠监测系统评估照护者与非照护者发现,控制年龄与性别因素后,认知障碍照护者的睡眠质量与失眠症患者相似,表现为睡眠效率降低、睡眠潜伏期延长。研究发现,认知障碍照护者是慢性疾病的高危群体,与其他家属照护者相比,认知障碍患者照护者(特别是配偶照护者)的慢性病患病率更高,81.5% 的照护者患有至少一种慢性疾病,患 2 种及以上慢性病的家属高达 60.5%,其中抑郁症、心血管疾病和 2 型糖尿病在照护者中最为常见。

照护相关心理应激源指照护者在照护负担加重的同时伴随着的各种情绪问题和行为问题。调查发现,30%～40% 的照护者存在抑郁情绪,44% 的照护者存在焦虑症状。认知障碍患者的照护者比非照护者或其他疾病的照护者更易患抑郁和焦虑,其中女性的认知障碍照护者的不良心理健康风险更高。Bin 等的研究发现,亲属关系是照护者抑郁的强预测因子,配偶照护者患抑郁的风险是非配偶照护者的 2.5 倍。Mausbach 等的荟萃分析纳入了 32 篇文献,分析了涵盖工作、家务、日常休闲娱乐及身体锻炼等活动与社交的受限与抑郁的关系。在纳入的 8 053 例样本包括认知障碍在内的慢性病患者及其家属照护者。结果发现,社交和娱乐活动受限会显著增加慢性病患者及其照护者的抑郁风险。Goren 等学者对日本国家健康调查数据进行分析后发现,认知障碍患者照护者日常活动受限的程度比非照护者更高。

除包含生理应激源与心理应激源外,认知障碍患者对其家属照护者,尤其是同住的配偶照护者而言又是一个影响双方身心健康的环境应激源。照护相关环境应激源主要是指患者的认知障碍症状,其中 BPSD 被公认为是导致照护者心理疾病的最重要的预测因子。对照护者的人口统计学因素与照护负担间关系的分析发现,与子女照护者相比,配偶照护者的照护负担水平更高。配偶照护者一般与患者居住在一起,几乎无法回避照护责任,照护对其的消极影响如温水煮青蛙般不易察觉;由于年龄和合并的躯体疾病等因素,他们往往较子女照护者更难胜任照护过程中的挑战,照护负担加重的可能性更高。

 知识速记

（1）应激

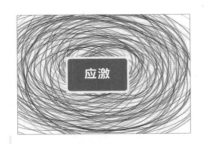

应激指人们在社会和个人生活中，由于工作、学习和人际关系等提出要求或遇到问题时而使人们内心感受的紧张状态水平，也指面临的事件或承担的责任超出人应变能力时所产生的焦虑状态。

从文化角度看，应激也被看作是内心宁静的缺乏或失控。

（2）主要照护相关应激源

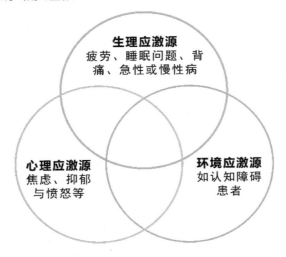

6.2.2　应激反应和慢性应激的有害影响

个体暴露于各种应激源中,引发生理反应和心理行为反应,表现出各种生理症状、情绪问题和行为表现。其中生理反应包括神经、内分泌反应和免疫反应、代谢改变、细胞体液反应,表现为交感神经系统激活(脉搏加快、心慌、血压升高、呼吸加快),神经、内分泌激活(紧张、焦虑、易烦躁、皮质醇、甲状腺素分泌水平升高)、生理功能紊乱(比如睡眠障碍等生活方式改变、疾病的易感性增强如血凝亢进等表现)和组织结构损伤(比如动脉粥样硬化)。心理行为反应包括情绪反应(比如紧张、焦虑、易烦躁、抑郁、无助、恐惧、愤怒、气恼等)及行为反应(比如咬指甲、揪头发、磨牙紧咬下颌、羞辱别人、骂人、逃避、注意力不集中、健忘、意外频发、酗酒等物质滥用)。这些症状、情绪与行为会互相影响,如果不及时处理,可导致更多症状,继而形成恶性循环,导致疾病的发生。研究发现,个体长期暴露于应激源中会引起哮喘、心脏病、胃溃疡、创伤后应激障碍、湿疹、抑郁症、癌症。

认知障碍照护者也是慢病高发或高危人群,最常见的为抑郁症、高血压、卒中、冠心病、2型糖尿病和肿瘤。研究发现,不断加重的照护负担、伴随着患者BPSD等导致的照护相关负性情绪、睡眠问题和疾病等身体状况,以及社交与活动受限等生活方式的改变,使照护者处于慢性应激状态。唐丹粒等从病理生理学角度总结了照护相关慢性应激对照护者慢性病相关生理、生化指标影响的研究发现,认知障碍照护所致的照护负担、抑郁症状等急、慢性应激源可通过过度激活交感神经系统、引起血管内皮功能紊乱,以及引起促凝/促炎因子水平(比如肿瘤坏死因子、白介素-6)升高三条通路对照护者的客观生理健康造成影响,增加照护者患高血压、动脉粥样硬化、抑郁等生理、心理疾病的风险。Jennifer等对认知障碍患者照护者的横断面调查发现,照护者身体活动受限程度是照护年限与其应激相关肾上腺素水平关系间的调节因子,即如果照护者在身体活动的频率、强度和持续时间上受限水平较高,其照护患者的年限越长,血浆肾上腺素水平越高,显著增加了其发生心血管相关事件的风险。

研究发现,认知障碍照护者肿瘤坏死因子 α(tumor necrosis factor-α, TNF-α)水平比非照护者更高,白介素-6(Interleukin 6, IL-6)升高的速度是非照护者的4倍。TNF-α和IL-6水平的升高与抑郁症、心血管疾病、糖尿病、虚弱(frailty)等慢性疾病的发生发展相关。TNF-α主要以二聚体和三聚体的形式存在血液中,通过与其受体TNFR1和TNFR2结合发挥作用。TNF-α能够调节免疫功能和炎症反应,在触发细胞因子间级联反应中有重要作用,通过诱导NF-kB通路激活,可引发包括IL-6在内的多种炎症因子基因的转录调控,使其表达增加。TNF-α和IL-6等细胞因子由于影响个体的心理社会状态或行为而成为目前压力与慢性应激研究中最常使用的生物标志物。多数研究认为，TNF-α和IL-6细胞因子水平的升高可能在抑郁症免疫和急性期反应中起重要作用，是诊断抑郁症的潜在生物标志物。根据国外学者的文献综述，TNF-α可通过三种机制在抑郁症发生发展的病生理过程起作用：①TNF-α释放导致促肾上腺皮质激素释放激素、促肾上腺皮质激素和皮质醇水平升高，同时诱导产生糖皮质激素抵抗，损害了机体下丘脑-垂体-肾上腺皮质轴（the hypothalamic-pituitary-adrenal axis，HPA）的正常功能；②TNF-α可激活神经元5-羟色胺转运蛋白，影响大脑内5-羟色胺含量；③TNF-α通过激活吲哚胺2,3-双加氧酶，降低色氨酸（5-羟色胺合成前体）水平，减少5-羟色胺的产生。荟萃分析结果也显示，抑郁症状与IL-6、TNF-α水平升高相关，效应水平达到中等。

上述细胞因子水平还与不良生活习惯相关。Loucks等对Framingham研究的数据分析结果显示，调整潜在混杂因素（比如年龄、吸烟、收缩压、血脂、BMI等）后，参与者的血清IL-6值越高，其社交受限的情况越明显。认知障碍照护者的研究发现，睡眠质量不佳会对其身心健康和生活质量造成不利影响，引起机体凝血和炎症水平（比如D-二聚体、IL-6、CRP）的升高。von Känel等的系列研究发现照护者的睡眠障碍越严重、IL-6水平更高；当TNF-α水平较高时，照护者比非照护者的睡眠质量更差；TNF-α水平与照护者的休闲满意度呈负相关。此外，多项综述总结发现，照护者的睡眠质量受其年龄、性别、抑郁症状、躯体健康，以及感到的压力的影响，患者的认知障碍严重程度、BPSD和睡眠情况也是照护者睡眠重要因素。Eleuteri等对117名认知障碍患者家属照护者进行的横断面调查研究发现，在抑郁症状水平较低的照顾者中，睡眠质量和饮食质量是其BMI的重要预测因素，睡眠质量越差，BMI越高，饮食模式越接近地中海饮食，BMI值越低。该研究结果提示，通过减轻认知障碍照护者的睡眠问题，改善其饮食行为习惯，有助于帮助其维持正常的BMI范围，有利于身体健康。

 知识速记

人们处于应激状态时，常有哪些生理和心理行为反应？

应激反应分为生理反应和心理行为反应。生理反应包括神经、内分泌反应和免疫反应、代谢改变、细胞体液反应。心理行为反应包括情绪反应和行为反应。

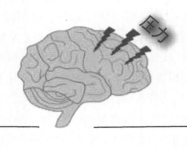

生理反应

心理行为反应

交感神经系统激活

脉搏加快、心慌（心率加快）、血压升高（血管收缩）、呼吸加快

↓

神经、内分泌激活

紧张、焦虑、易烦躁、睡眠障碍（皮质醇、甲状腺素分泌水平升高）、头部、脖颈或肩部紧张僵硬

↓

生理功能紊乱和组织结构损伤

感冒、哮喘、湿疹（免疫功能紊乱）、血凝亢进（血管内皮功能紊乱）、心脏损伤（动脉粥样斑块形成）、心脏病、胃溃疡、糖尿病、免疫系统功能下降（癌症）

情绪反应

√紧张、焦虑、易烦躁

√抑郁、无助

√恐惧

√愤怒、气恼

行为反应

√咬指甲、揪头发、磨牙紧咬下颌

√憎恨、羞辱别人、骂人（敌对与攻击）

√冷漠、逃避、回避

√注意力不集中、健忘、意外频发

√精力不足、疲劳

√酗酒等物质滥用

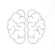

良性／生理性应激
**机体适应外界刺激,
并维持了机体生理功能
(如血压、心率等)平衡**

恶性／病理性应激
**当应激刺激太突然、强度太
大,机体承受长期持久的高负荷
状态**(如认知障碍照护)

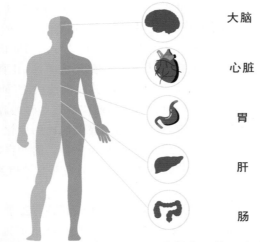

大脑

心脏

胃

肝

肠

恶性应激会导致机体功能和代谢紊乱、结构损伤,甚至疾病的发生。

6.2.3 慢性应激的预防和应对策略

不良应激是需要重视的健康问题。对认知障碍患者的照护者而言,则需要及时识别照护相关的不良应激,理性分析引起应激(或照护负担)的原因,并积极应对,尽可能减轻应激(或照护负担)给自己的身心健康、日常作息及社会生活带来的不良影响。根据应激源、应激反应过程及其中介与调节因子、应激反应导致的健康相关结果,可大致将应激过程分为三个不同阶段,其中每个阶段均有干预时机和对应的干预策略。

在第一阶段,干预的最佳策略着重于通过识别、消除或尽可能回避应激源,阻止应激的发生或缓解应激的进程。以认知障碍照护为例,照护者可通过学习识别应激的生理反应、明确照护相关应激反应的诱因,将有助于其有效的应对。常见生理反应包括胸闷、气促,中老年照护者还应监测是否存在血压升高。照护相关诱因中,若是由于应对患者的症状(比如 BPSD)所致,则应积极参与患者BPSD 的药物和非药物管理;如与照护者自身的疾病(比如糖尿病)有关,则应控制血糖,减轻症状。转移注意力是最常采用的应对心理应激的干预策略,照护者

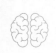

可留出休闲娱乐、轻松社交的时间，比如散步、看电视、听音乐、与家人朋友聊天等。在进行家务时，放些自己喜欢的音乐、跟着歌曲中的歌词哼唱；或在做完不喜欢的家务后，给自己安排喜欢的活动，转换心情，也是缓解心理应激的策略。照护者还可选择一个安静的环境，采取一个足以舒服地保持 20 分钟的姿势；或选择一幅自己喜欢的字画、一样东西，或能让自己感到平静而愉悦的回忆等，然后让自己沉浸入这样的感觉中去；还可采取一种随意而放空的方式，将脑中所有想法和念头清除，其间如想到一些不悦想法或有些片段的回忆所带来的不悦感受，则尝试去略过这种想法或感觉，尽可能做到不去关注，让自己放空。照护者也可学习一些放松技巧，比如 Jacobson 渐进式肌肉放松法，使肌肉在绷紧后更能好好放松。在做渐进式肌肉放松时，身体肌肉群逐一轻微收紧→放松。在这大约 30 秒的收紧→放松过程中，集中注意力感受肌肉的变化，感受到进行肌肉放松可缓解身体紧张，使身心感到安宁、放松与平静。简而言之，上述策略旨在帮助照护者放松情绪、打破症状的恶性循环，有效应对照护相关负性情绪对身心健康的不良影响。

处于第二阶段的个体，生活中的压力性事件往往导致其把注意力集中于不良应激所致不悦症状，进而反复思虑引起这些症状的原因，例如，照护者心情抑郁时，可能会反复回想照护过程不愉快的经历。有的照护者可能会不断回忆患者生病前宁静祥和的家庭生活，越来越觉得"老天为什么对我如此不公"，越来越担心将来可能会伴随的问题。有的照护者患有慢性疾病，会担心"要是我先倒下去了，这个家怎么办？"上述情况，可称为"压力激发的冗思"。如不及时处理冗思，照护者就容易沉浸在负性情绪中不能自拔，心理应激源持续存在，陷入症状的恶性循环，导致抑郁症等身心疾病。处于该阶段的照护者，应积极处理照护压力激发的冗思，不让自己的生活被负性情绪左右，这对照护者身心健康和家庭的和睦都是非常关键的。该阶段干预策略可关注应激的中介与调节变量。如处于该阶段的照护者往往采取哭泣和（或）倾诉疏泄情绪，或通过移情（比如锻炼、音乐、养花、宠物、阅读）转移注意力，利用社区资源、家政服务获取支持减轻身心应激；有的照护者也会通过冥想、宗教信仰或孝顺观念等自我激励的方式，回避或减轻压力激发的冗思。此外，照护者也无须回避压力激发的冗思，可采用改变认知行为干预策略避免长时间沉浸于冗思状态，每天选一个固定的时间专门用来处理冗思，改变认知评价，其他时间专注于积极的生活方式，以增强对应激的耐受力，缓解其对身心健康的不利影响。具体步骤如下。

1）每天只允许在一个固定时间思考和记录下担忧心情和事情。

2）在这个时刻，什么都不要想，只关注让你担忧的事情。

3）其他时间里一有担忧的情绪和感觉，就提醒自己放一边，等到了专门的"担忧时间"再去想和分析。

4）选择舒适的姿势，平静地探索，询问自己以下问题，写下可能的解决方案：①让我感到压力的问题是什么？②这个问题很有可能是怎样发生的？③最糟糕的情况是什么？④最好的情况是什么？⑤我能怎样处理？⑥可能的解决方案是什么？⑦我的行动计划是什么？

研究发现，每日设有固定的时间积极处理压力激发的冗思，可减少每天至少1/3的冗思时间；此固定时间里想清楚担忧的问题和所需的帮助，寻求帮助时就能明确表达真正的需求，因为含糊的请求会让别人误解；学会包容地接受一切→"事缓则圆"，提升决策能力与抗压能力，变得更加从容自信。养成这样一个好习惯，提升对应激的耐受力，从而减轻压力、提高免疫功能的同时，更有助于维持良好的心态与积极的生活态度。

对认知障碍患者而言，家属照护者是他们的依靠。而对照护者而言，患者则可能是他们的环境应激源，其中患者 BPSD 是最困扰照护者的环境应激源。照护者缺乏有效的应对技巧，家属照护者往往在与患者沟通交流时感到沮丧、愤怒，也会加重孤独、焦虑、抑郁等情绪问题，导致认知障碍照护成为照护者的一段慢性应激病程。一旦照护者处于慢性应激阶段，则处于应激反应的第三阶段，该阶段由于照护者往往伴有心理、生理、行为反应，照护者还因不良生活方式导致代谢综合征的发生，甚至原有健康问题的加重。因此，该阶段的照护者需要多管齐下的手段，特别是专业干预和治疗（比如心理辅导与治疗、药物干预、生活方式干预），才能改变其应激反应所致身心症状或应激相关疾病。这些多管齐下的干预策略中，在整个照护历程中提高个体自我管理能力是核心干预策略，包括：①观察和认识自身健康状况和患者的症状，积极处理自己的健康问题，及时就医、积极参与治疗和照护决策，提高沟通交流和决策能力；②改变思维，掌握压力管理技巧，学习处理患者和自身的情绪问题；③改变不良生活习惯，维持健康生活方式；④减轻照护负担，充分利用可及资源（比如寻求家人朋友的帮助、利用社区资源），管理好正常的生活（比如家务、工作、社交娱乐等）。

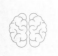

 一图读懂

症状的恶性循环

当我们长期暴露于各种应激源中，我们的身体会出现哪些症状？

个体暴露于各种应激源中，引发身心应激反应，表现出各种生理症状、情绪问题和行为表现。这些症状、情绪与行为会互相影响，如不及时处理，可导致更多症状，继而形成恶性循环，导致疾病的发生。

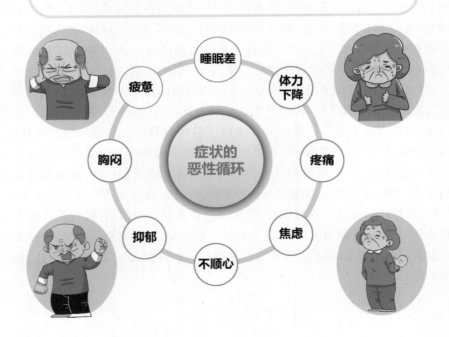

慢性应激与代谢综合征

代谢综合征是指人体的蛋白质、脂肪、糖类等物质发生代谢紊乱的病理状态，是一组复杂的代谢紊乱综合征，是导致糖尿病、心脑血管疾病的危险因素。代谢综合征也与慢性应激所致不良生活方式显著相关。

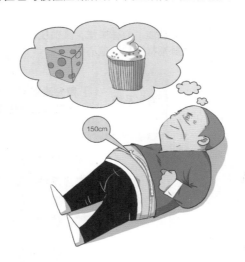

我国关于代谢综合征的诊断标准：

具备以下三项或更多项即可诊断

（1）中心型（腹型）肥胖：腰围男性≥90 cm，女性≥85 cm。

（2）高血糖：空腹血糖≥6.1 mmol／L或糖负荷后2 h血糖≥7.8 mmol／L和（或）已确诊为糖尿病并治疗者。

（3）高血压：血压≥130／85 mmHg及（或）已确认为高血压并治疗者。

（4）空腹血清三酰甘油（TG）≥1.70 mmol／L。

（5）空腹高密度脂蛋白（HDL-C）<1.04 mmol／L。

知识速记

慢性应激导致的危害

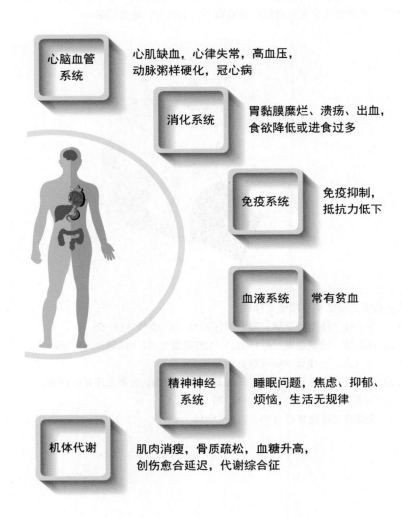

心脑血管系统	心肌缺血，心律失常，高血压，动脉粥样硬化，冠心病
消化系统	胃黏膜糜烂、溃疡、出血，食欲降低或进食过多
免疫系统	免疫抑制，抵抗力低下
血液系统	常有贫血
精神神经系统	睡眠问题，焦虑、抑郁、烦恼，生活无规律
机体代谢	肌肉消瘦，骨质疏松，血糖升高，创伤愈合延迟，代谢综合征

6.3 平衡认知障碍照护与自我照护

认知障碍照护的压力无法避免,照护者的角色也义不容辞,但是照护者还是可以采用上述多管齐下的应对照护相关慢性应激的措施,学习照护者自身健康问题的自我管理知识与技巧,安排好自己和家人的生活,打破上述压力所致的恶性循环,维护认知障碍照护与自我照护间的平衡,以及健康的生活方式。因此,认知障碍照护的本质是患者和照护者的健康自我管理。

包括认知障碍在内的常见慢性病都有相似的可控的风险因素,尤其是生活方式相关的因素如吸烟、饮酒、肥胖、活动不足等。应对不同的慢病,个体健康自我管理目标是相同的。这些管理目标分别对应由低到高的四个层次:①改善通过个人努力可调整的健康相关目标,比如运动、服药;②改善症状与治疗不良反应;③治改善心理社会结局指标(比如抑郁、生活质量、人际关系);④预防可避免的并发症。根据上述管理目标,除专科知识外,不同慢病的管理内容与所需技巧也大同小异。

6.3.1 照护自我管理和慢病自我管理的原则与策略

做好照护自我管理和慢病自我管理的原则中,健康饮食、活动锻炼、压力管理、有效沟通、药物管理(服药用药)是五个共性原则。慢性疾病和认知障碍照护同样会消耗一个人的精力。因此,应对疲劳、处理疼痛、调整呼吸、情绪控制、营养与饮食管理、活动与锻炼,以及用药管理的知识与技巧是照护自我管理与慢病自我管理的共性策略。除疲劳与疼痛的应对,以及营养与饮食管理外,其他自我管理常见问题的应对策略已在手册前几部分中介绍。

 延伸阅读

(1)认知障碍照护本质是患者和照护者的健康管理

```
        ┌─────────────┐
        │ 认知障碍患者 │
        │  健康管理    │
        └─────────────┘
        ↗              ↘
┌──────────────┐    ┌──────────────┐
│ 照护者处理照   │←→ │ 照护者自身    │
│ 护相关慢性应   │    │ 健康问题的    │
│ 激及其影响     │    │ 自我管理      │
└──────────────┘    └──────────────┘
```

（2）照护自我管理和慢病自我管理的原则和策略

五大原则

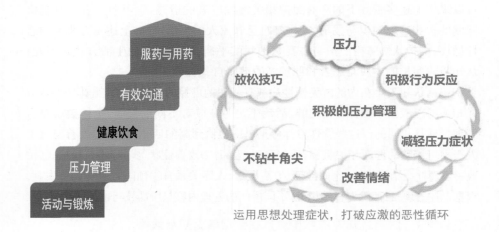

运用思想处理症状，打破应激的恶性循环

不同的慢病，管理技巧大同小异。认知障碍和其他慢性病对患者而言都是慢性应激，而认知障碍照护对照者也是慢性应激。慢性应激的应对技巧也大同小异。

常见慢病的健康管理技巧

	处理疼痛	应对疲劳	调整呼吸	情绪控制	营养	活动锻炼	用药	其他专科技巧
认知障碍	✓	✓	✓	✓	✓	✓	✓	非药物干预等
冠心病					✓	✓	✓	了解与观察心脏病发作的信号
高血压	✓	✓		✓	✓		✓	监测血压，限钠盐
糖尿病		✓		✓	✓	✓	✓	监测血糖，足部护理，眼科检查
脑卒中		✓	✓	✓		✓	✓	辅助器具使用、康复训练
哮喘	✓	✓	✓	✓		✓	✓	吸入器使用、避免诱发因素
肿瘤	✓	✓		✓	✓	✓	✓	手术、辅助治疗等
骨关节炎	✓			✓	✓	✓	✓	正常使用关节、冷热敷等
消化性溃疡		✓		✓	✓	✓	✓	避免服用胃部刺激物
帕金森病	✓			✓		✓	✓	活动受限的处理
肾结石	✓	✓			✓	✓	✓	液体摄入，避免钙或草酸盐

6.3.2　疲劳与疼痛的应对

慢病患者尤其是老年体弱的认知障碍及其配偶照护者常因疾病导致输送到肌肉的血氧、营养物质不足而易感疲劳,这类情况最有效的应对措施是积极治疗疾病、改善症状。照护者过于劳累、休息不足也是导致疲劳的常见原因,合理安排日常照护任务、保持简单规律的作息、保证充分休息是认知障碍照护自我管理中应对疲劳的有效措施。疲劳感增加还常见于缺乏一定力量训练且肌肉含量减少的老年人,只要坚持每天做5～10分钟力所能及的简单的力量训练,就可感到精力有所恢复。如疲劳与营养不良、肥胖、体重不足有关,则应调整饮食结构、增加营养。照护者常会因情绪低落而不想活动,则需要积极处理负性情绪,必要时给予心理治疗。有些照护者会因失眠障碍服用苯二氮䓬类催眠药物或有催眠效应的抗抑郁药物,建议与医师讨论选择合适的药物或调整药物剂量和服用时间。

常见疼痛的原因包括:①疾病,如关节或组织炎症、肌肉或器官供血不足等导致的慢性疼痛;②肌肉松弛或紧张:缺乏力量训练会导致肌肉松弛,活动量稍大肌肉容易酸痛,而拉伤部位的肌肉受刺激所致的紧张也会引起疼痛;④睡眠缺乏或睡眠质量差是导致疼痛等身体不适感的常见原因;⑤心理应激源所致焦虑、抑郁、愤怒、沮丧等情绪会引发头痛等躯体疼痛;⑥药物的不良反应如多奈哌齐会导致患者头痛,美金刚则会导致全身肌肉疼痛。当身体出现疼痛不适时,可以采用直观性疼痛评估量表了解自己的疼痛情况,若发生胸痛、胸闷、心率加快、脸色苍白、出冷汗甚至呕吐等急性疼痛,则应及时就医。

 延伸阅读

疼痛的评估

当您身体出现疼痛不适时,可以采用直观性疼痛评估量表了解自己的疼痛情况。

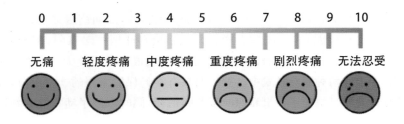

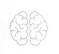

疲劳的评估

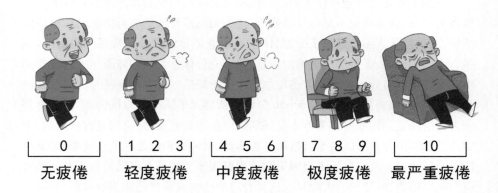

0	1 2 3	4 5 6	7 8 9	10
无疲倦	轻度疲倦	中度疲倦	极度疲倦	最严重疲倦

6.3.3 营养与饮食管理

营养与饮食管理方面的基本原则是健康饮食。健康饮食首先关注的是膳食模式。与预防和延缓 AD 等认知障碍相关的膳食模式主要有地中海饮食（MeDi）、阻止高血压饮食（dietary approach to stop hypertension，DASH），以及MeDi-DASH 饮食延缓神经退行性变（the mediterranean-DASH diet Intervention for neurodegenerative delay，MIND）三种。一项纵向队列研究结果显示，高度坚持 MeDi、DASH 和 MIND 这三种膳食模式均有益于降低 AD 发病风险。荟萃分析结果也提示，这三种膳食模式的依从性越高，认知功能下降和 AD 患病风险越低，且这一关联在 MIND 膳食模式中最强。上述三种膳食模式均强调了对植物性食物的高消耗量。地中海膳食模式主要以水果和蔬菜为基础，添加面包、坚果等谷物，配以少许鱼肉和适量橄榄油，该膳食模式还包含适度饮酒。研究发现该膳食模式依从性良好，高 MeDi 依从性是预防记忆力下降和大脑中颞部萎缩的保护因素，对降低轻度认知功能障碍和 AD 发病风险有益。DASH 膳食模式还注重限制饱和脂肪酸、总脂肪、胆固醇和钠的摄入，因而该膳食模式主要在于预防心血管危险因素，对认知功能的直接影响则证据相对有限；但研究发现，DASH 结合体重管理能显著改善记忆力、执行功能和学习能力。MIND 膳食模式结合了上述两种膳食模式中已被证明具有神经保护作用的饮食成分，强调天然植物性食物且规定了浆果和绿叶蔬菜的消耗，同时限制了动物性食物和高饱和脂肪食物摄入。

延伸阅读

植物源性食物	浆果及其制品、饮品、谷物类、果汁、豆类、香料、蔬菜及其制品	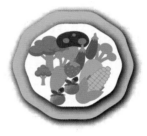
动物源性食物	乳制品、蛋类、鱼类和海产品、肉类及加工肉制品、家禽及家禽产品	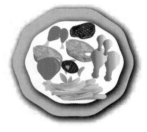
混合性食物	巧克力和糖果、甜点和蛋糕、油脂、婴儿食品和饮品、调味品、混合制品、小吃饼干、汤和调料	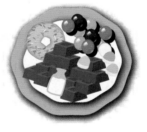

植物源性食物比动物源性食物、混合性食物含更多抗氧化成分

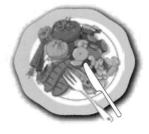

注意事项

高纤维、低脂肪的地中海饮食能减缓认知症病情恶化,使认知力下降程度减少

每天饮水建议:
6杯水或茶(无糖)

适量饮用红酒

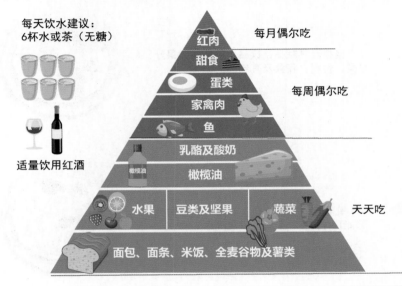

红肉　　　　每月偶尔吃
甜食
蛋类　　　　每周偶尔吃
家禽肉
鱼
乳酪及酸奶
橄榄油
水果　　豆类及坚果　　蔬菜　　天天吃
面包、面条、米饭、全麦谷物及薯类

暖心提示

DASH饮食法(全称"饮食途径阻止高血压")预防和降低高血压

食物类别	份量	每份份量
全谷物	6~8 份/天	1 片全麦面包、半碗饭(糙米饭、麦片粥)
蔬菜	4~5 份/天	100 g 鲜蔬菜、半碗熟蔬菜(番茄、胡萝卜、西兰花、绿叶菜)
水果	4~5 份/天	1 个中等大小的水果(苹果、香蕉、橘子)
奶制品	2~3 份/天	1 杯低脂牛奶/酸奶,45 g 左右低脂奶酪
瘦肉、家禽和鱼类	<6 份/天	28 g 熟禽肉(去皮鸡肉)、海鲜(三文鱼)、瘦肉或 1 个蛋
坚果、种子和豆类	4~5 份/周	1 小把坚果(花生、核桃、瓜子、腰豆),1/2 杯熟豆子
油脂类	2~3 份/天	1 茶匙植物油(橄榄油、色拉油、花生油),2 汤匙蛋黄酱
甜点	<5 份/周	1 汤匙砂糖、糖果或是果酱

虽然上述膳食模式对预防和延缓认知障碍有一定保护作用，但健康饮食还指的是在经常食用的食物中挑选有益健康的食物，而非不能吃自己习惯的、或喜爱的食物。中华医学会肠外肠内营养学分会脑健康营养协作组撰写的《阿尔茨海默病脑健康营养干预专家共识》2021版也推荐在提倡食物来源的多样性、选择有益延缓认知功能下降、降低认知障碍患病风险的同时，应遵循"五谷为养，五畜为益，五菜为充，五果为助"的平衡膳食原则。例如，研究发现，多种营养素联合补充尤其是B族维生素和其他抗氧化性维生素（比如维生素A、维生素C、维生素E等）可能有助于改善认知功能。此外，健康饮食也与健康的饮食习惯、保持健康体重、避免腹型肥胖等生活方式相关。健康的饮食习惯包括饭前半小时放松、避免过饥过饱、不要漏餐或少吃一餐，两餐之间吃些健康的小食，如水果、坚果，进餐时充分咀嚼、善待肠胃，有利于消化吸收，每天6～8杯水，有助于新陈代谢，保持肾脏功能。健康的体重可避免疼痛（比如膝盖痛），减轻疲劳、气促的症状，具备足够的体能做想做的事，还能增强对自己的身体健康的掌控感。

　　此外，认知障碍照护中还有一些其他饮食相关注意事项。首先，除认知障碍外的常见慢病也多见于认知障碍患者，常见慢病也多见于配偶照护者，饮食也要根据相关慢病注意调整。如糖尿病一级预防策略包括合理膳食、控制体重、适量运动、限盐、控烟、限酒、心理平衡的健康生活方式，但该类患者的饮食注意事项的关键是控制糖类的摄入量。心血管疾病患者的饮食注意事项中关键是少盐、控制脂肪和胆固醇的摄入、增加膳食中纤维素。而肺气肿患者应在饮食中增加膳食中蛋白质，以增强体能和免疫功能。其次，认知障碍不同阶段，给予患者相应的营养干预措施，以避免或改善营养不良，尽可能促进患者日常生活的独立。《阿尔茨海默病脑健康营养干预专家共识》2021版建议，对于轻、中度认知障碍患者，如存在忘记进食、进食不规律，应监督进食、给予能量密集饮食；当患者存在识别食物能力下降、饮食不当等注意力受损，除给予能量密集饮食外，应予以喂食、增加进食护理时间；患者有购物或准备食物困难等执行功能受损或食物选择、摄食能力下降等决策能力受损表现时，应陪同或帮助购物、给予家庭支持，照护者应与患者同吃同住。对于中、重度认知障碍患者，如存在协调障碍、丧失进食技巧等失用表现，应帮助进食的同时，予以进食能力训练；对不能分辨食物与非食物、无法确认餐具的失认患者，应增加进食护理时间；存在躁动、激越、脱抑制行为的患者，可予以能量密集食物，并给予情感支持；而有淡漠、抑郁表现的患者，除给予情感支持外，应加强用餐期间的互动与交流，鼓励其进食；有吞咽困难的患者，则予以吞咽训练，改变食物形状，必要时予以肠内／

外营养支持。

随着患者病情进展，照护负担加重，不少照护者往往感到每天做饭辛苦，甚至做好饭后感到没有胃口。针对这一情况，建议照护者制定几天的食谱，一次采购几天的食材，减少花在采购的时间与精力；天热或劳累时，选择烹调简单方便的食物，也可去超市买一些微波炉食物或速冻饺子等，留作不想做饭时食用；做饭的过程也不要一气呵成，可分成几个步骤，其间可以休息一会儿或做些别的轻松的休闲活动如看会儿电视、听音乐等。如选择外出吃饭或点外卖，建议选择食物种类多、烹饪方法多的餐厅，选择菜肴时可主动点菜、最先点菜，注意低脂、低糖、低盐、合理搭配；吃快餐时，可以用番茄酱代替沙拉酱、土豆泥代替炸薯条、果汁或牛奶代替软饮料。一些照护者心情不好会想吃薯片、曲奇、软饮料等"垃圾"食品，有些患者也会不停地吃零食。针对这一现象，照护者可在家中常备健康零食如新鲜水果、坚果，尽可能减少或不吃"垃圾"食品；也可将零食固定放置，减少可以随时随地吃东西的机会，或尽量买小包装零食，避免进食过多；面对照护压力，建议换一种应对压力的方式，比如户外散步、活动等，转移对零食的注意力。

暖心提示

养成健康的饮食习惯

① 饭前半小时放松

② 避免过饥过饱、不要漏餐或者少吃一餐

③ 两餐之间吃些健康的小食，如水果、坚果

④ 充分咀嚼、善待肠胃，有利于消化吸收

⑤ 每天6~8杯水，有助于新陈代谢，保持肾脏功能

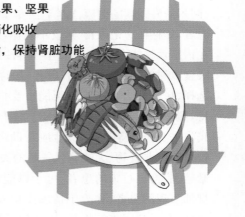

暖心提示

保持健康体重，避免腹型肥胖

    健康的体重可避免疼痛（膝盖），减轻疲劳、气促的症状，具有足够的体能做我想做的事，增强对自己的身体健康的掌控感。

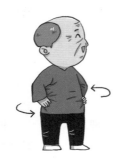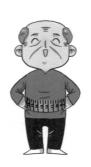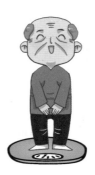

注意事项

慢病患者饮食注意事项

① 糖尿病：关键是控制糖类的摄入量。糖尿病一级预防策略包括合理膳食、控制体重、适量运动、限盐、控烟、限酒、心理平衡的健康生活方式。

② 心血管疾病：关键是少盐、控制脂肪和胆固醇的摄入、增加膳食中纤维素。

③ 肺气肿：增加膳食中蛋白质，增加体能，增强免疫功能。

6.3.4 成为积极的自我管理者

    认知障碍照护的本质是患者和家属照护者的健康管理。健康管理就是一种选择方式。与包括认知障碍在内的慢病历程类似，认知障碍照护也是一段不可避免的慢性应激过程，任由照护负担所致应激反应加重是一种选择，积极应对也是一种选择。多数照护者和患者生活在一起，两类群体往往生活方式相互影响。如果照护者可以和患者一起做些适合的活动锻炼和力所能及家务劳动，那么患者的日常生活能力也能得到维护；如果照护者能够调整心态，积极乐观，那么患者也能感受到家人的关爱；如果照护者注意饮食营养，那么患者的营养也容易得到保证。因此，照护者的选择既是自身的照护管理方式，也是其健康管理方式。成为积极的自我管理者，有效应对照护历程的压力，让照护过程中的问题尽可能在掌控之中，使患者和照护者都能维持有益健康的生活方式。

延伸阅读

发展决策能力是做好照护自我管理和健康自我管理的关键

决策步骤

① 认清问题所在
ABC记录法
症状日历
家属支持小组

② 列出解决方法
问题清单
个体咨询
家属支持小组等

③ 选择一个方法去执行
ABC记录法
症状日历

④ 评估成效
Zarit照顾负担量表
神经精神问卷
疼痛或疲劳评估

⑤ 调整或更换一种方法
个体咨询
家属支持小组等

⑥ 问题解决或
暂时接受不完美方案
逐步解决问题

成为积极的自我管理者，有效面对应激，拥有健康的生活方式

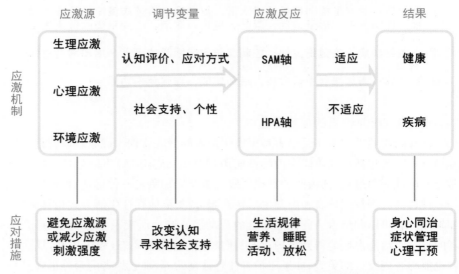

注：SAM轴（交感神经-肾上腺-髓质轴），HPA轴（下丘脑-垂体-肾上腺轴）

（张曙映）

参考文献

1

［1］ World Health Organization. International statistical classification of diseases and related health problems，10th revision，version for 2007 - ICD - 10 ［J］. Geneva：World Health Organization，2016.

［2］ Alzheimer's Association. 2018 Alzheimer's Disease Facts and Figures ［J］. Alzheimers Dement，2018，14(3)：367 - 429.

［3］ Hugo J，Ganguli M. Dementia and cognitive impairment：epidemiology，diagnosis，and treatment ［J］. Clin Geriatr Med，2014，30(3)：421 - 442.

［4］ 中国痴呆与认知障碍指南写作组，中国医师协会神经内科医师分会认知障碍疾病专业委员会. 2018 中国痴呆与认知障碍诊治指南(一)：痴呆及其分类诊断标准[J]. 中华医学杂志，2018，98 (13)：965 - 970.

［5］ World Health Organization. Dementia：A public health priority. ［2019 - 06 - 20］. https://www. who. int/mental_health/neurology/dementia/infographic_dementia. pdf? ua = 1.

［6］ Huang Y Q，Wang Y，Wang H，et al. Prevalence of mental disorders in China：a cross-sectional epidemiological study ［J］. Lancet Psychiatry，2019，6(3)：211 - 224.

［7］ Wu Y T，Ali G C，Guerchet M，et al. Prevalence of dementia in mainland China，Hong Kong and Taiwan：an updated systematic review and meta-analysis ［J］. Int J Epidemiol，2018，47 (3)：709 - 719.

［8］ Prince M U，Wimo A，Guerchet M，et al. World Alzheimer Report 2015 — The Global Impact of Dementia：An analysis of prevalence，incidence，cost and trends ［J］. London：Alzheimer's Disease International，2015.

［9］ Jia L，Quan M，Fu Y，et al. Dementia in China：epidemiology，clinical management，and research advances ［J］. Lancet Neurol，2020，19(1)：81 - 92.

［10］ Nichols E，Szoeke C E I，Vollset S E，et al. Global，regional，and national burden of Alzheimer's disease and other dementias，1990 - 2016：a systematic analysis for the Global Burden of Disease Study 2016[J]. Lancet Neurol，2019，18(1)：88 - 106.

［11］ World Health Organization. Risk reduction of cognitive decline and dementia：WHO guidelines ［J］. Geneva：World Health Organization，2019.

［12］ Patterson C. World Alzheimer report 2018 — The state of the art of dementia research：New frontiers ［J］. London：Alzheimer's Disease International，2018.

［13］ Crous-Bou M，Minguillón C，Gramunt N，et al. Alzheimer's disease prevention：from risk factors to early intervention ［J］. Alzheimer's research & therapy，2017，9：71.

［14］ Ballard C，Gauthier S，Corbett A，et al. Alzheimer's disease ［J］. Lancet，2011，377：1019 - 1031.

［15］ 中国痴呆与认知障碍诊治指南写作组，中国医师协会神经内科医师分会认知障碍疾病专业委员会. 2018 中国痴呆与认知障碍诊治指南(七)：阿尔茨海默病的危险因素及其干预[J]. 中华医

学杂志,2018,98(19):1461-1466.

[16] Petersen R C, Smith G E, Waring S C, et al. Mild cognitive impairment: clinical characterization and outcome [J]. Arch Neurol, 1999,56(3):303-308.

[17] Jak A J, Bondi M W, Delano-Wood L, et al. Quantification of five neuropsychological approaches to defining mild cognitive impairment [J]. Am J Geriatr Psychiatry, 2009,17(5): 368-375.

[18] Jessen F, Amariglio R E, van Boxtel M, et al. A conceptual framework for research on subjective cognitive decline in preclinical Alzheimer's disease [J]. Alzheimers Dement, 2014,10 (6):844-852.

[19] Langa K M, Levine D A. The diagnosis and management of mild cognitive impairment: a clinical review [J]. JAMA, 2014,312(23):2551-2561.

[20] Jack C R, Bennett D A, Blennow K, et al. NIA-AA Research Framework: Toward a biological definition of Alzheimer's disease [J]. Alzheimers Dement, 2018,14(4):535-562.

[21] Pike K E, Savage G, Villemagne V L, et al. Beta-amyloid imaging and memory in non-demented individuals: evidence for preclinical Alzheimer's disease [J]. Brain, 2007,130(11): 2837-2844.

[22] Jack C R, Lowe V J, Senjem M L, et al. 11C PiB and structural MRI provide complementary information in imaging of Alzheimer's disease and amnestic mild cognitive impairment [J]. Brain, 2008,131(3):665-680.

[23] Reinvang I, Espeseth T, Westlye L T. APOE-related biomarker profiles in non-pathological aging and early phases of Alzheimer's disease [J]. Neurosci Biobehav Rev, 2013,37(8):1322-1335.

[24] Arvanitakis Z, Shah R C, Bennett D A. Diagnosis and Management of Dementia: Review [J]. JAMA, 2019,322(16):1589-1599.

[25] Gaugler J, James B, Johnson T, et al. 2019 Alzheimer's disease facts and figures [J]. Alzheimers Dement, 2019,15(3):321-387.

[26] Yu H, Gao C, Zhang Y, et al. Trajectories of health-related quality of life during the natural history of dementia: a six-wave longitudinal study [J]. Int J Geriatr Psychiatry, 2017,32(9): 940-948.

[27] Martyr A, Nelis S M, Quinn C, et al. Living well with dementia: a systematic review and correlational meta-analysis of factors associated with quality of life, well-being and life satisfaction in people with dementia [J]. Psychol Med, 2018,48(13):2130-2139.

[28] Livingston G, Sommerlad A, Orgeta V, et al. Dementia prevention, intervention, and care [J]. Lancet, 2017,390(10113):2673-2734.

[29] Finkel S I, Burns A. BPSD Consensus Statement [J]. International Psychogeriatric Association, 1999.

[30] Kales H C, Gitlin L N, Lyketsos C G. Management of Neuropsychiatric Symptoms of Dementia in Clinical Settings: Recommendations from a Multidisciplinary Expert Panel [J]. J Am Geriatr Soc, 2014,62(4):762-769.

[31] Cerejeira J, Lagarto L, Mukaetova-Ladinska E B. Behavioral and psychological symptoms of dementia [J]. Front Neurol, 2012,3(3):73.

[32] Kales H C, Gitlin L N, Lyketsos C G. Assessment and management of behavioral and psychological symptoms of dementia [J]. BMJ, 2015,350:h369.

[33] Livingston G, Sommerlad A, Orgeta V, et al. Dementia prevention, intervention, and care [J]. Lancet, 2017,390:2673 – 2734.

[34] Zotcheva E, Bergh S, Selbæk G, et al. Midlife physical activity, psychological distress, and dementia risk: the HUNT study [J]. J Alzheimers Dis, 2018,66:1 – 9.

[35] Hersi M, Irvine B, Gupta P, et al. Risk factors associated with the onset and progression of Alzheimer's disease: a systematic review of the evidence [J]. Neurotoxicology, 2017,61:143 – 187.

[36] Sabia S, Dugravot A, Dartigues J F, et al. Physical activity, cognitive decline, and risk of dementia: 28 year follow-up of Whitehall II cohort study [J]. BMJ, 2017,357: j2709.

[37] Kivimaki M, Singh-Manoux A, Pentti J, et al. Physical inactivity, cardiometabolic disease, and risk of dementia: an individual-participant meta-analysis [J]. BMJ, 2019,365: l1495.

[38] Saint-Maurice P F, Coughlan D, Kelly S P, et al. Association of leisure-time physical activity across the adult life course with all-cause and cause-specific mortality [J]. JAMA Network Open, 2019,2(3): e190355.

[39] Penninkilampi R, Casey A N, Singh M F, et al. The association between social engagement, loneliness, and risk of dementia: a systematic review and meta-analysis [J]. J Alzheimers Dis, 2018,66:1619 – 1633.

[40] Sommerlad A, Sabia S, Singh-Manoux A, et al. Association of social contact with dementia and cognition: 28-year follow-up of the Whitehall Ⅱ cohort study [J]. PLoS Med, 2019, 16: e1002862.

[41] Saito T, Murata C, Saito M, et al. Influence of social relationship domains and their combinations on incident dementia: a prospective cohort study [J]. J Epidemiol Community Health, 2018,72:7 – 12.

[42] Pistollato F, Iglesias R C, Ruiz R, et al. Nutritional patterns associated with the maintenance of neurocognitive functions and the risk of dementia and Alzheimer's disease: a focus on human studies [J]. Pharmacol Res, 2018,131:32 – 43.

[43] Morris M C, Wang Y, Barnes L L, et al. Nutrients and bioactives in green leafy vegetables and cognitive decline: Prospective study [J]. Neurology, 2018,90: e214 – 222.

[44] D'Cunha N M, Georgousopoulou E N, Dadigamuwage L, et al. Effect of long-term nutraceutical and dietary supplement use on cognition in the elderly: a 10-year systematic review of randomised controlled trials [J]. Br J Nutr, 2018,119:280 – 298.

[45] Rutjes A W, Denton D A, Di Nisio M, et al. Vitamin and mineral supplementation for maintaining cognitive function in cognitively healthy people in mid and late life [J]. Cochrane Database Syst Rev, 2018,12: CD011906.

[46] Farina N, Isaac M, Clark A R, et al. Vitamin E for Alzheimer's dementia and mild cognitive impairment [J]. Cochrane Database Syst Rev, 2012,11(11): CD002854.

[47] Soininen H, Solomon A, Visser P J, et al. 24-month intervention with a specific multinutrient in people with prodromal Alzheimer's disease (LipiDiDiet): a randomised, double-blind, controlled trial [J]. Lancet Neurol, 2017,16:965 – 975.

[48] Loughrey D G, Lavecchia S, Brennan S, et al. The impact of the mediterranean diet on the cognitive functioning of healthy older adults: a systematic review and meta-analysis [J]. Adv Nutr, 2017,8(4):571 – 586.

[49] Radd-Vagenas S, Duffy S L, Naismith S L, et al. Effect of the Mediterranean diet on cognition

and brain morphology and function：a systematic review of randomized controlled trials［J］.
Am J Clin Nutr，2018，107：389 – 404.

2

［ 1 ］ 贾建平. 中国痴呆与认知障碍诊治指南（2015 年版）［M］. 北京：人民卫生出版社，2016.

［ 2 ］ 蔡郁. 老年期痴呆用药咨询标准化手册［M］. 北京：人民卫生出版社，2016.

［ 3 ］ Medical illustration ［or image］courtesy of Alzhermer's disease research，a brightfocus
foundation program ［EB/OL］. http：//www. brightfocus. org/alzheimers/.

［ 4 ］ Livingston G，Sommerlad A，Orgeta V，et al. Dementia prevention，intervention，and care
［J］. The Lancet，2017，390（10113）.

［ 5 ］ World Health Organization. Risk reduction of cognitive decline and dementia：WHO guidelines
［R］. Geneva：World Health Organization，2019.

［ 6 ］ McShane R，Westby M J，Roberts E，et al. Memantine for dementia ［J］. Cochrane Database
of Systematic Reviews，2019，（3）.

［ 7 ］ Birks J S，Harvey R J. Donepezil for dementia due to Alzheimer's disease ［J］. Cochrane
Database of Systematic Reviews，2018，（6）.

［ 8 ］ Kales H C，Gitlin L N，Lyketsos C G. Assessment and management of behavioral and
psychological symptoms of dementia ［J］. BMJ，2015，350：h369.

［ 9 ］ Birks J S. Cholinesterase inhibitors for Alzheimer's disease ［J］. Cochrane Database of
Systematic Reviews，2006，（1）.

［10］ Schmidt R，Hofer E，Bouwman F H，et al. EFNS-ENS/EAN Guideline on concomitant use of
cholinesterase inhibitors and memantine in moderate to severe Alzheimer's disease ［J］.
European Journal of Neurology，2015，22（6）：889 – 898.

［11］ McKhann G，Drachman D，Folstein M，et al. Clinical-diagnosis of Alzheimers-disease-report
of the NINCDS-ADRDA work group under the auspices of department of health and human and
human services task force on Alzheimer's disease ［J］. Neurology，1984，34（7）：939 – 944.

3

［ 1 ］ Fauth E B，Gibbons A. Which behavioral and psychological symptoms of dementia are the
most problematic? Variability by prevalence，intensity，distress ratings，and associations with
caregiver depressive symptoms ［J］. Int J Geriatr Psychiatry，2014，29（3）：263 – 271.

［ 2 ］ Family Caregiver Alliance. Caregiver Statistics：Demographics ［EB/OL］. https：//www.
caregiver. org/pilotIntegration/indexPersistent. html? uri ＝ ％2Fnational-center-caregiving.

［ 3 ］ Reisberg B. The global deterioration scale for assessment of primary degenerative dementia
［J］. American Journal of Psychiatry，1982，139.

［ 4 ］ International Psychogeriatric Association. The IPA complete guides to behavioral and
psychological symptoms of dementia（BPSD）［R］. United Kingdom：Cambridge University
Press，2015.

［ 5 ］ Prorok JC，Horgan S，Seitz D P. Health care experiences of people with dementia and their
caregivers：a meta-ethnographic analysis of qualitative studies ［J］. CMAJ，2013，185（14）：
E669 – 680.

［ 6 ］ Pozzebon M，Douglas J，Ames D. Spouses' experience of living with a partner diagnosed with a
dementia：a synthesis of the qualitative research ［J］. Int Psychogeriatr. 2016，28（4）：537 –

556.

[7] International Psychogeriatric Association. The IPA Complete Guides to BPSD-Nurses Guide [R]. United Kingdom：Cambridge University Press，2012.

[8] Bourgeois M S, Camp C, Rose M A, et al. A comparison of training strategies to enhance use of external aids by persons with dementia [J]. J Commun Disord, 2003,36(5):361 - 378.

[9] 高和. 睡眠障碍国际分类[M]. 3 版. 北京：人民卫生出版社,2017.

[10] Wen C P, Wai J P M, Tsai M K, et al. Minimum amount of physical activity for reduced mortality and extended life expectancy：a prospective cohort study [J]. The Lancet, 2011,378 (9798):1244 - 1253.

[11] Kate Lorig. Living a Healthy Life with Chronic Conditions [M]. 4th ed. Boulder, Colorado：Bull Publishing Company, 2013.

[12] 张斌. 中国失眠障碍诊断和治疗指南[M]. 北京：人民卫生出版社,2016.

[13] Australian Government Department of Health and Ageing. Don't Fall For It-A guide to preventing falls for older people [R]. Canberra, Australia：Commonwealth of Australia, 2011.

[14] Alagiakrishnan K, Bhanji R A, Kurian M. Evaluation and management of oropharyngeal dysphagia in different types of dementia：a systematic review [J]. Arch Gerontol Geriatr, 2013,56(1):1 - 9.

[15] Dementia Australia：Helpsheet-Changed Behaviours04-Wandering [EB/OL]. https://www. dementia. org. au/files/helpsheets/Helpsheet-Changed Behaviours 04-Wandering_english. pdf.

[16] Dementia Australia：Helpsheet-CaringForSomeone13-Nutrition [EB/OL]. https://www. dementia. org. au/files/helpsheets/Helpsheet-Caring For Someone 13-Nutrition_english. pdf.

[17] Registered Nurses' Association of Ontario. Promoting Continence Using Prompted Voiding. (Revised)[R]. Toronto, Canada：Registered Nurses' Association of Ontario, 2005.

[18] Echo：Improving Women's Health in Ontario. What can I do about urinary incontinence? [R] Ottawa, Canada：University of Ottawa Canada, 2012.

[19] Valdes-Rodriguez R, Mollanazar N K, Gonzalez-Muro J, et al. Itch prevalence and characteristics in a hispanicgeriatric population：a comprehensive study using a standardized itch questionnaire [J]. Acta Derm Venereol, 2015,95:417 - 421.

[20] Berger T G, Shive M, Harper G M. Pruritus in the olderpatient：a clinical review [J]. JAMA, 2013,310:2443 - 2450.

[21] Clerc C J, Misery L. A literature review of senile pruritus：from diagnosis to treatment [J]. Acta Derm Venereol, 2017,97(4):433 - 440.

[22] Lee J, Shin J U, Noh S, et al. Clinical efficacy and safety of naltrexone combination therapy in older patients with severe pruritus [J]. Ann Dermatol, 2016,28(2):159 - 163.

[23] 王翠. 慢性肝病病人睡眠障碍的影响因素及护理对策研究[J]. 医学新知,2019,29(S1):2.

[24] MISERY L. Pruritus of the elderly [J]. Rev Prat, 2017,67(10):1076 - 1079.

[25] 杜晓,陈少秀,张霞,等. 行为干预对老年性皮肤瘙痒症患者搔抓行为的效果[J]. 中华行为医学与脑科学,2020,29(2):148 - 152.

[26] 陆静波,沈永红,王璐,等. 滋阴润肤方熏洗与综合护理在糖尿病皮肤瘙痒中的应用[J]. 上海护理,2017,17(1):14 - 18.

[27] 赵芝静. 护理干预在尿毒症皮肤瘙痒患者中的应用[J]. 饮食保健,2018,5(34):237 - 238.

[28] Tey H L, Wallengren J, Yosipovitch G. Psychosomaticfactors in pruritus [J]. Clin Dermatol, 2013,31:31 - 40.

［29］ Yamamoto Y，Yamazaki S，Hayashino Y，et al． Association between frequency of pruritic symptoms and perceived psychological stress：a Japanesepopulation-based study ［J］． Arch Dermatol，2009,145:1384－1388.

［30］ Kupfer J，Gieler U，Yosipovitch G． Psychological interventions in the treatment of chronic itch ［J］． Acta Derm Venereol，2016,96:157－161.

［31］ 王渭玲,周英丽,冯利. 心理护理在老年皮肤瘙痒患者临床护理中的应用[J]. 饮食保健,2020,7(20):115－116.

［32］ European Association of Urology（2020）． Urinary incontinence in adults retrieved from https://uroweb. org/wp-content/uploads/EAU-Guidelines-on-Urinary-Incontinence-2020. pdf

［33］ Pucciani F，Altomare D F，Dodi G，et al． Diagnosis and treatment of faecal incontinence：Consensus statement of the Italian Society of Colorectal Surgery and the Italian Association of Hospital Gastroenterologists ［J］． Digestive and Liver Disease，2015.

［34］ Maeda K，Katsuno H，Tsunoda A，et al． Japanese Practice Guidelines for Fecal Incontinence Part 3-Surgical Treatment for Fecal Incontinence，Fecal Incontinence in a Special Conditions-English Version ［J］． Journal of the Anus Rectum and Colon，2021,5(1):84－99.

［35］ Berke，Christine T ． Incontinence-associated dermatitis（IAD）［J］． Journal of Wound Ostomy & Continence Nursing，2016,43(5):453.

4

［1］ 中华医学会精神医学分会老年精神医学组. 神经认知障碍精神行为症状群临床诊疗专家共识[J]. 中华精神科杂志,2017,50(05):335－339.

［2］ Abraha I，Rimland J M，Trotta F M，et al． Systematic review of systematic reviews of non-pharmacological interventions to treat behavioural disturbances in older patients with dementia. The SENATOR-OnTop series ［J］． BMJ Open，2017,7(3):e012759.

［3］ Bahar-Fuchs A，Clare L，Woods B． Cognitive training and cognitive rehabilitation for mild to moderate Alzheimer's disease and vascular dementia ［J］． Cochrane Database Syst Rev，2013,5(6):CD003260.

［4］ Ball E L，Owen-Booth B，Gray A，et al． Aromatherapy for dementia ［J］． Cochrane Database Syst Rev，2020,8(8):Cd003150.

［5］ Barreto Pde S，Demougeot L，Pillard F，et al． Exercise training for managing behavioral and psychological symptoms in people with dementia：A systematic review and meta-analysis ［J］． Ageing Res Rev，2015,24:274－285.

［6］ Clare L，Bayer A，Burns A，et al． Goal-oriented cognitive rehabilitation in early-stage dementia：study protocol for a multi-centre single-blind randomised controlled trial （GREAT）［J］． Trials，2013,14(1):152.

［7］ Forbes D，Blake C M，Thiessen E J，et al． Light therapy for improving cognition，activities of daily living，sleep，challenging behaviour，and psychiatric disturbances in dementia ［J］． Cochrane Database Syst Rev，2014,26(2):CD003946.

［8］ Forbes D，Forbes SC，Blake CM，Thiessen EJ，Forbes S． Exercise programs for people with dementia ［J］． Cochrane Database Syst Rev，2015,15(4):CD006489.

［9］ Matura S，Carvalho A F，Alves G S，et al． Physical Exercise for the Treatment of Neuropsychiatric Disturbances in Alzheimer's Dementia：Possible Mechanisms，Current Evidence and Future Directions ［J］． Curr Alzheimer Res，2016,13(10):1112－1123.

[10] Woods B, Aguirre E, Spector A E, et al. Cognitive stimulation to improve cognitive functioning in people with dementia [J]. Cochrane Database Syst Rev, 2012, 15 (2):CD005562.

[11] Kales H C, Gitlin L N, Lyketsos C G. Assessment and management of behavioral and psychological symptoms of dementia [J]. Bmj-British Medical Journal, 2015,350:h369.

[12] Kales H C, Gitlin L N, Lyketsos C G. Management of Neuropsychiatric Symptoms of Dementia in Clinical Settings: Recommendations from a Multidisciplinary Expert Panel [J]. Journal of the American Geriatrics Society, 2014,62(4):762 – 769.

[13] Bessey L J, Walaszek A. Management of behavioral and psychological symptoms of dementia [J]. Curr Psychiatry Rep, 2019,21(8):66.

5

[1] Pan F F, Wang Y, Huang L, et al. Validation of the Chinese version of Addenbrooke's cognitive examination Ⅲ for detecting mild cognitive impairment [J]. Aging Ment Health, 2022,26(2):384 – 391.

[2] Zhang S, Qi J, Yang Q, et al. Validation of the Chinese version of the relevant outcome scale for Alzheimer's Disease (CROSA) [J]. International Psychogeriatrics, 2021,33(11):1193 – 1205.

[3] Cui Y, Dai S, Miao Z, et al. Reliability and validity of the Chinese version of the mild behavioral impairment checklist for screening for Alzheimer's disease [J]. J Alzheimers Dis, 2019,70(3):747 – 756.

[4] 郭起浩. 神经心理评估[M]. 3 版. 上海:上海科学技术出版社,2020.

[5] Lezak M D, Howieson D B, Loring D W. 神经心理测评:英文版[M]. 北京:世界图书出版公司北京公司,2006.

6

[1] SclanS G, Reisberg B. Functional assessment staging (FAST) in Alzheimer's disease: reliability, validity, and ordinality [J]. International Psychogeriatrics, 1992,4(3):55 – 69.

[2] Schulz R, Martire L M. Family caregiving of persons with dementia: prevalence, health effects, and support strategies [J]. Am J Geriatr Psychiatry, 2004,12(3):240 – 249.

[3] Savundranayagam M Y, Montgomery R, Kosloski K, et al. Impact of a psychoeducational program on three types of caregiver burden among spouses [J]. International Journal of Geriatric Psychiatry, 2011,26(4):388 – 396.

[4] Zarit S H, Todd P A, Zarit J M. Subjective burden of husbands and wives as caregivers-a longitudinal-study [J]. Gerontologist, 1986,26(3):260 – 266.

[5] Boots L M, Wolfs C A, Verhey F R, et al. Qualitative study on needs and wishes of early-stage dementia caregivers: the paradox between needing and accepting help [J]. Int Psychogeriatr, 2015,27(6):927 – 936.

[6] Pozzebon M, Douglas J, Ames D. Spouses' experience of living with a partner diagnosed with a dementia: a synthesis of the qualitative research [J]. International Psychogeriatrics, 2016,28 (4):537 – 556.

[7] Prorok J C, Horgan S, Seitz D P. Health care experiences of people with dementia and their caregivers: a meta-ethnographic analysis of qualitative studies [J]. CMAJ, 2013,185(14):

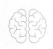

E669 - E680.

［8］ Lord K, Livingston G, Cooper C. A systematic review of barriers and facilitators to and interventions for proxy decision-making by family carers of people with dementia ［J］. Int Psychogeriatr, 2015,27(8):1301 - 1312.

［9］ Greenwood N, Mezey G, Smith R. Social exclusion in adult informal carers: a systematic narrative review of the experiences of informal carers of people with dementia and mental illness ［J］. Maturitas, 2018,112:39 - 45.

［10］ Peacock S C. The experience of providing end-of-life care to a relative with advanced dementia: an integrative literature review ［J］. Palliat Support Care, 2013,11(2):155 - 168.

［11］ Innes A, Page S J, Cutler C. Barriers to leisure participation for people with dementia and their carers: An exploratory analysis of carer and people with dementia's experiences ［J］. Dementia (London), 2016,15(6):1643 - 1665.

［12］ Samsi K, Manthorpe J. Everyday decision-making in dementia: findings from a longitudinal interview study of people with dementia and family carers ［J］. International Psychogeriatrics, 2013,25(6):949 - 961.

［13］ Kumamoto K, Arai Y. Validation of 'personal strain' and 'role strain': subscales of the short version of the Japanese version of the Zarit burden interview (J-ZBI_8) ［J］. Psychiatry Clin Neurosci, 2004,58(6):606 - 610.

［14］ 郭起浩,程忻. 血管性认知损害［M］. 上海:上海科学技术出版社,2019.

［15］ Li D, Hu N, Yu Y, et al. Trajectories of multidimensional caregiver burden in Chinese informal caregivers for dementia: evidence from exploratory and confirmatory factor analysis of the Zarit burden interview ［J］. J Alzheimers Dis, 2017,59(4):1317 - 1325.

［16］ Chiao C Y, Wu H S, Hsiao C Y. Caregiver burden for informal caregivers of patients with dementia: a systematic review ［J］. Int Nurs Rev, 2015,62(3):340 - 350.

［17］ Strauss J C A. Managing chronic illness at home: three lines of work ［J］. Qualitative Sociology, 1985,8:224 - 247.

［18］ Barlow J, Wright C, Sheasby J, et al. Self-management approaches for people with chronic conditions: a review ［J］. Patient Educ Couns, 2002,48(2):177 - 187.

［19］ Corbin J M, Strauss A. Unending work and care: managing chronic care at home ［J］. San Francisco: Jossey-Bass, 1988.

［20］ Department of Health and Human Services. A framework to support self-management. ［2019 - 08 - 20］. https://www.dhhs.tas.gov.au/_data/assets/pdf_file/0019/133480/19122012_FINAL_Self_Management_Framework.pdf.

［21］ Huis in Het Veld J G, Verkaik R, Mistiaen P, et al. The effectiveness of interventions in supporting self-management of informal caregivers of people with dementia: a systematic meta review ［J］. BMC Geriatr, 2015,15:147.

［22］ Yang Y, Eloniemi-Sulkava U, Pitkälä K. Self-management of caregivers. In: Bährer-Kohler, ed. Self Management of Chronic Disease: Alzheimer's disease ［M］. Berlin, Heidelberg: Springer, 2009.

［23］ Samsi K, Manthorpe J. Everyday decision-making in dementia: findings from a longitudinal interview study of people with dementia and family carers ［J］. International Psychogeriatrics, 2013,25(6):949 - 961.

［24］ Ma M, Dorstyn D, Ward L, et al. Alzheimers' disease and caregiving: a meta-analytic review comparing the mental health of primary carers to controls [J]. Aging Ment Health, 2017:1 – 11.

[25] Fonareva I, Amen A M, Zajdel D P, et al. Assessing sleep architecture in dementia caregivers at home using an ambulatory polysomnographic system [J]. J Geriatr Psychiatry Neurol, 2011,24(1):50 – 59.

[26] Goren A, Montgomery W, Kahle-Wrobleski K, et al. Impact of caring for persons with Alzheimer's disease or dementia on caregivers' health outcomes: findings from a community based survey in Japan [J]. BMC Geriatr, 2016,16:122.

[27] Osaki T, Morikawa T, Kajita H, et al. Caregiver burden and fatigue in caregivers of people with dementia: Measuring human herpesvirus (HHV)-6 and -7 DNA levels in saliva [J]. Arch Gerontol Geriatr, 2016,66:42 – 48.

[28] Wang X R, Robinson K M, Carter-Harris L. Prevalence of chronic illnesses and characteristics of chronically ill informal caregivers of persons with dementia [J]. Age Ageing, 2014,43(1): 137 – 141.

[29] Adelman R D, Tmanova L L, Delgado D, et al. Caregiver burden: a clinical review [J]. JAMA, 2014,311(10):1052 – 1060.

[30] Mausbach BT, Chattillion EA, Moore RC, et al. Activity restriction and depression in medical patients and their caregivers: a meta-analysis. Clin Psychol Rev, 2011,31(6):900 – 908.

[31] Dassel KB, Carr DC. Does dementia caregiving accelerate frailty? Findings from the health and retirement study [J]. Gerontologist, 2016,56(3):444 – 450.

[32] 唐丹粒,吴帆,郭起浩,等. 慢性应激对痴呆患者家属照顾者相关慢病风险的影响[J]. 中华老年医学杂志,2018,37(8):930 – 933.

[33] Ng A, Tam W W, Zhang M W, et al. IL – 1beta, IL – 6, TNF- alpha and CRP in elderly patients with depression or Alzheimer's disease: systematic review and meta-analysis [J]. Sci Rep, 2018,8(1):12050.

[34] Hiles S A, Baker A L, De Malmanche T, et al. A meta-analysis of differences in IL – 6 and IL – 10 between people with and without depression: exploring the causes of heterogeneity [J]. Brain Behav Immun, 2012,26(7):1180 – 1188.

[35] Schumacher S M, Naga Prasad S V. Tumor necrosis factor-alpha in heart failure: an updated review [J]. Curr Cardiol Rep, 2018,20(11):117.

[36] Liu C, Feng X, Li Q, et al. Adiponectin, TNF-alpha and inflammatory cytokines and risk of type 2 diabetes: A systematic review and meta-analysis [J]. Cytokine, 2016,86:100 – 109.

[37] Damjanovic A K, Yang Y, Glaser R, et al. Accelerated telomere erosion is associated with a declining immune function of caregivers of Alzheimer's disease patients [J]. J Immunol, 2007, 179(6):4249 – 4254.

[38] Von Kanel R, Mills P J, Mausbach B T, et al. Effect of Alzheimer caregiving on circulating levels of C-reactive protein and other biomarkers relevant to cardiovascular disease risk: a longitudinal study [J]. Gerontology, 2012,58(4):354 – 365.

[39] Von Kanel R, Mausbach B T, Mills P J, et al. Longitudinal relationship of low leisure satisfaction but not depressive symptoms with systemic low-grade inflammation in dementia caregivers [J]. J Gerontol B Psychol Sci Soc Sci, 2014,69(3):397 – 407.

[40] Peng H L, Chang Y P. Sleep disturbance in family caregivers of individuals with dementia: a review of the literature [J]. Perspect Psychiatr Care, 2013,49(2):135 – 146.

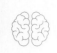
［41］Loucks E B, Sullivan L M, D'agostino R B, Sr., et al. Social networks and inflammatory markers in the Framingham Heart Study ［J］. J Biosoc Sci, 2006,38(6):835-842.

［42］Saedi AA, Feehan J, Phu S, et al. Current and emerging biomarkers of frailty in the elderly ［J］. Clin Interv Aging, 2019,14:389-398.

［43］Postal M, Appenzeller S. The importance of cytokines and autoantibodies in depression. Autoimmun Rev, 2015,14(1):30-35.

［44］Eleuteri S, Norton M C, Livi F, et al. Sleep quality as predictor of BMI in non-depressed caregivers of people with dementia ［J］. Eat Weight Disord, 2018,23(5):553-560.

［45］中华医学会肠外肠内营养学分会脑健康营养协作组,阿尔茨海默病脑健康营养干预专家共识撰写组,徐俊,等. 阿尔茨海默病脑健康营养干预专家共识［J］. 中国科学,2021,12(51):1762-1788.